文成天縱

『十三五』國家重點圖書出版規劃項目

國家圖書館藏中醫稿抄本精粹

GUOJIA TUSHUGUAN CANG ZHONGYI GAO-CHAOBEN JINGCUI

張志斌　鄭金生　主編

16

廣西師範大學出版社
GUANGXI NORMAL UNIVERSITY PRESS
·桂林·

第十六册目録

醫方集類（二） …… 一
醫方集類下（二） …… 三
痔疾門 …… 三
遺精門 …… 七
白濁門 …… 一三
淋症門 …… 一五
小便不利門 …… 一九
小便不禁門 …… 二三
尿血門 …… 二五
藏毒門 …… 二七
便秘門 …… 二九
癰瘍門 …… 三三
癰〔一〕瘍門 …… 三五
金瘡跌扑門 …… 三九
婦人門 …… 四一
婦人門 …… 五一
求子門 …… 五七
胎前門 …… 六一
妊娠傷寒門 …… 六五
胎前雜症門 …… 七一
難産門 …… 七七
産後雜症 …… 八一
婦人門雜病 …… 九一
小兒門 …… 九五
秘授良方〔二〕 …… 一〇三

〔一〕『癰』，分卷目録作『外』。

〔二〕原書有目録，諸方前編有序號，與正文原方序號相應，故不再重編目録。

醫方集類（二）

痔疾門

香殼丸 河間 濕熱內甚因而飽食腸澼為痔久而成瘻

木香 只殼 黃柏 厚朴 黃連 蝟皮 當歸 荊芥

榼藤子丸 河間 痔疾久不愈乃變成瘻

榼藤子 黃耆 只實 槐花 荊芥 鳳眼草 皂子

烏荊丸 河間 治腸風痔疾大便秘澁

川烏 荊芥

黃耆葛花丸 河間 治腸中久積濕熱痔瘻下血疼痛

黃耆 葛花 赤芍 黃芩 當歸 黃赤小豆花

蝟皮 枳柳 白蒺 皂子 生地 棠皮湯下

黃連散 河間 腸風痔血疼痛不止

黃連 貫仲 雞冠花 大黃 烏梅 甘草

木香厚朴湯 河間 痔瘻脫肛腸胃間冷腹脇虛脹不思飲食

木香 厚朴 桂心 肉蔻 桃仁 陳皮 附子 赤脂 皂子

蒼朮澤瀉丸 潔古 治痔

蒼朮　澤瀉　只實　地榆　皂子

秦艽白朮丸 東垣 血痔便艱

秦艽　白朮　歸尾　桃仁　只實　地榆　澤瀉　皂子

秦艽蒼朮湯 東垣 治血痔大便艱難

秦艽　蒼朮　桃仁　只殼　澤瀉

防風　大黃　皂子　黃柏　檳榔

秦艽防風湯 東垣 治血痔大便艱難

秦艽　防風　升麻　柴胡　白朮　歸尾　桃仁

紅花　大黃　甘草　陳皮　黃柏　澤瀉

胡連追毒丸 治痔久成漏已通腸內污從孔出

胡黃連　蝟皮　麝香

黃連閉管丸 治痔成漏有管

胡黃連　山甲　石決明　槐花　一方加蚕蛋

落痔湯 一名起痔湯 洗痔
黃連 黃芩 黃柏 大黃 防風 荊芥
山梔 槐角 苦參 甘草 朴硝

洗痔方 消腫痛
蕺菜 苦楝根 朴硝 馬齒莧 瓦櫺花

猬皮丸 溪丹 治諸痔
猬皮 槐花 艾葉 只殼 地榆 當歸 川芎
白芍 黃芪 白礬 貫仲 頭髮 皂角 猪後蹄甲

清心丸 溪丹 治痔瘡
川連 茯神 赤苓

乾葛湯 溪丹 治酒痔
乾葛 只殼 茯苓 半夏 甘草 黃芩 生地 杏仁

橘皮湯 溪丹 治氣痔
香蘇散 槐花 木香 川芎 只殼 桃仁 檳榔

地黃丸 溪丹 治五痔滋陰必用之

六味丸 黃芩 黃柏 槐角 杜仲 獨活 白附子

黃連散 溪丹 治痔漏肛邊一塊皮厚腫痛作膿 以藥末置少許於手心中時時搽之

黃連 連翹 山查 神曲 槐角 犀角 河魏 桃仁

溫經湯 養生必用方 治滔脈為瘻

厚朴 官桂 白朮 甘草 乾姜 木香 附子 麪丸服卅丸

遺精門

金鎖丹 河間 男子本藏虛冷夜夢鬼交

龍骨 菟絲 故紙 韭子 澤瀉 牡蠣 射香

水中金丹 河間 治元藏氣虛不足夢寐陰人走失精氣

陽起石 乳香 茴香 杜仲 黃狗骨

木香 青鹽 骨碎補 龍骨 茯苓

秘真丸 宣明 又名秘元丹 思想無窮所願不得意淫於外作為筋痿及為白淫

龍骨一兩 硃砂五錢 砂仁五錢 訶子皮五個 為末蒸丸另用硃砂五錢為衣

水陸二仙丹 治相火動而遺精

芡實 金櫻子

封髓丹 治夢遺失精及與鬼交

黃柏 砂仁 甘草

三才封髓丹

天冬 熟地 人參 黃柏 砂仁 甘草

威喜丸方局　治梦泄便濁屬替火者

蜂蠟　茯苓

妙香散王荊公　治心虚神弱不能攝腎而精遺

龍骨　益智　人参　茯苓　遠志　茯神　硃砂　甘草

金鎖固精丸　治梦遺滑精

芡實　蓮須　龍骨　沙苑　牡蠣　蓮肉粉糊丸

茯菟丹局方　治遺精滑脱

茯苓　菟絲　五味　石蓮　山药为丸

金鎖玉関丸　治心腎不交遺精白濁

芡實　茯苓　蓮肉　藕節　菖蒲　山药　五味　金櫻为丸

強中方　陽強精滑時如針刺捏之則脆此名腎漏

補骨脂　韭子

四精丸　治思慮色慾過度小便数遺精

秋石　茯苓　芡實　蓮肉　棗肉糊丸

九龍丹 治腎水不足淫火易動精離其位故令漸漬而出牽絲黏膩謂之精濁

枸杞 當歸 蓮須 石蓮 甘草

熟地 金櫻 芡實 茯苓 炒查

茯苓湯 治慾火太盛君火妄動而遺精者

茯苓 棗仁 人參 黃連 當歸

遠志 菖蒲 茯神 生地 甘草

山藥丸 子和 治腎虛腰痛躰瘦目暗耳鳴遺精

赤石脂 山萸 熟地 茯神 從容 牛膝

澤瀉 菟絲 杜仲 巴戟 五味 山藥

內補鹿茸丸 寶鑑 治虛寒遺精

鹿茸 白蒺 蓯蓉 蛇床 桑螵 附子

菟絲 沙苑 紫菀 黃耆 陽起石 肉桂

濟生固精丸

韭子 牡蠣 菟絲 白石脂 桑螵 龍骨 五味 茯苓

固精丸　治無夢滑精房勞過度精竭陽虛
鹿茸　陽起石　從蓉　茯苓　巴戟　赤石脂
鹿角霜　韭子　五味　附子　龍骨
玉鎖丹　治遺精日久如水之漏不能關束者
文蛤　白茯　白龍骨
固真散良方　治纔睡着即遺
韭子　白龍骨
枸杞子丸　治腎虛精滑補精氣
枸杞　杜仲
三仙丸良方　治夢遺精滑
益智鹽炒　烏葯半生半炒　山葯炒　為丸茯苓湯下
金櫻膏　治虛勞遺精白濁最效
金櫻　桑螵　杜仲　苡仁　芡實　青鹽
人參　山葯　益智　山萸　杞子

遠志丸 濟生 治心神恍惚不寧夢泄遺精

人參 茯神 茯苓 遠志 龍齒 菖蒲

金鎖思仙丹 嵩氏 男子嗜慾太過精血不固

蓮須 石蓮 芡實 金櫻膏熬為丸

金鎖匙丹 醫林 治精滑遺洩不禁夜夢鬼交

茯苓 茯神 遠志 龍骨 牡蠣

經驗金櫻丸 治夢遺精滑小便後遺瀝

金櫻 芡實 龍骨 蓮須

白濁門

猪肚丸 刘松石 治肥貴人濕熱遺精白濁

牡蠣　白朮　苦参　猪肚 煮爛搗丸

萆薢分清飲　去湿熱通心腎則氣化行而淋濁止矣

萆薢　石菖蒲　甘草梢　烏葯　益智仁　或加茯苓

猪苓丸　治肥人湿熱偶氣遺精便濁濇痛

猪苓　半夏

治濁固本丸　治湿熱遺精白濁固本之中兼利湿熱

蓮須　砂仁　黄連　黄柏　茯苓

猪苓　益智　半夏　甘草

珍珠粉丸　治白淫梦泄遺及滑出而不收

蛤粉　黄柏

茯菟丸　治白濁遺精

茯苓　菟丝　石蓮　五味子　酒為丸

王瓜散衛生方 治小便如泔乃腎虛也

王瓜根　白石脂　菟絲　桂心　牡蠣　大麥粥飲下

分清丸 治濁病

芡實　茯苓　黃蠟為丸

治濁方丹溪

青黛　蛤粉　椿皮　滑石　乾姜　川柏

蓮子六一散仁齋 治心經虛熱赤濁

石蓮　炙草　燈心湯下

心虛白濁歌 白濁皆因心氣虛不應只作腎虛醫

四君子　遠志

鎖精丸局方 治白濁白帶小便頻數

故紙　青鹽　白茯　五味　一方有五棓子

淋症門

栝蔞瞿麦丸 金匱 淋之為病小便如粟狀小腹弦急痛引臍中小便不利其人若渇

蔞根 瞿麦 山葯 茯苓 附子

八正散 局方 治湿热下注口渇咽乾少腹急滿淋痛 一方加木香治症同

木通 車前 扁畜 大黄 滑石 甘草梢 瞿麦 黑梔

清心蓮子飲 局方 遇勞卽發名曰勞淋内热口渇而躁煩

石蓮 人參 骨皮 柴胡 赤苓 黄耆 麦冬 甘草 車前

琥珀散 治五淋

琥珀 滑石 當歸 木香 扁畜 欝金

琥珀散 治五淋澁痛膿血相雜

琥珀 海金砂 没葯 蒲黄

參苓琥珀散 治小便淋澁莖中痛引脇下

人參 茯苓 延胡 川楝子 丹皮

澤瀉 歸尾 甘草梢 琥珀 長流水煎

加味葵苓散　治石淋水道澁痛

葵子　茯苓　滑石　肉桂　芒硝　甘草

生附子散　治冷淋小便秘澁數起不通竅中疼痛

附子　半夏　木通　瞿麦　滑石

五淋散　治淋因膀胱热结

茵蔯　淡竹葉　木通　甘草　滑石　山梔　赤苓　赤芍

五淋散局方　治五種淋痛

赤苓　赤芍　山梔　歸尾　甘草

清肺飲東垣　治淋因肺脾氣燥

茯苓　桑皮　麦冬　山梔　淡苓　車前　木通　澤瀉

瞿麦湯　治心經蘊熱小便淋痛

瞿麦　冬瓜子　茅根　黄芩　木通　滑石　冬葵子　竹葉

立效散　治小便淋閉作痛有時尿血

瞿麦　山梔　甘草

草豆飲　治砂淋石淋

甘草　黑豆　滑石

石韋散　治砂淋溺出砂石也火灼膀胱濁陰凝結如海為塩之象

石韋　瞿麦　滑石　車前　冬葵子

三生益元散　治熱淋

柏葉　藕節　車前　滑石　甘草

海金砂散　治膏淋

海金砂　滑石　甘草　燈心湯調下

二神散　治諸淋急痛

海金砂　滑石為末　燈心　麦冬　木通　白蜜並調下

車前子散　治諸淋小便痛不可忍

車前　淡竹　荊芥　赤苓　燈心

白薇散　治血淋熱淋

白薇　赤芍

黄芩湯 指直 治心肺有熱小便淋澁或口乾咽痛

黄芩 生地 麦冬 甘草 黄連 山梔 木通 澤瀉

木香湯 裡氣凝滞則小便淋瀝身冷者湯氣不舒也

木香 檳榔 赤芍 青皮 甘草

木通 茴香 當歸 陳皮 澤瀉

滋腎丸 東垣 治陰虚大渴小便澁痛

知母 黄柏 肉桂 去桂名療腎滋本丸 去肉桂加黄連名黄柏滋腎丸

小便不利門

五苓散仲景　脉浮小便不利微熱消渴者

方見霍亂門

猪苓湯仲景　脉浮発熱渇欲飲水小便不利

猪苓　滑石　阿膠　茯苓　澤瀉

蒲灰散金匱　小便不利

蒲灰　滑石

滑石白魚散金匱　治小便不利

滑石　衣魚　亂髪

茯苓戎塩湯金匱　治小便不利

茯苓　戎塩　白朮

春沢湯　治氣虚傷湿小便不利

人参　五苓散

黄芩清肺飲　治渇而小便不利

黄芩　山梔　或加豆豉

梔子仁湯　治小便不通煩悶腹脹

梔子　甘草　茅根　葵子

赤茯苓湯　治膀胱實熱小便秘澁

赤苓　甘草　車前　瞿麦　葵子

猪苓　只殼　木通　黄芩　滑石

滋生葵子散　治小便不利

葵子　生姜

萬全木通湯　治小便難而黄

木通　赤苓　車前葉　滑石　瞿麦

利氣散　治氣壅小便不通

只殼　陳皮　木通　甘草

牛膝湯　治血瘀小便不通

牛膝　歸尾　黄芩　琥珀

導氣除燥湯東垣　飲食勞倦小便不通乃血澁致氣不通而竅澁也

知毋　黄柏　滑石　茯苓　澤瀉

葱白湯　治小便卒暴不通少腹脹氣衝心或因驚憂氣無所伸衝逆脬系歬閉

葱白　陳皮　葵子

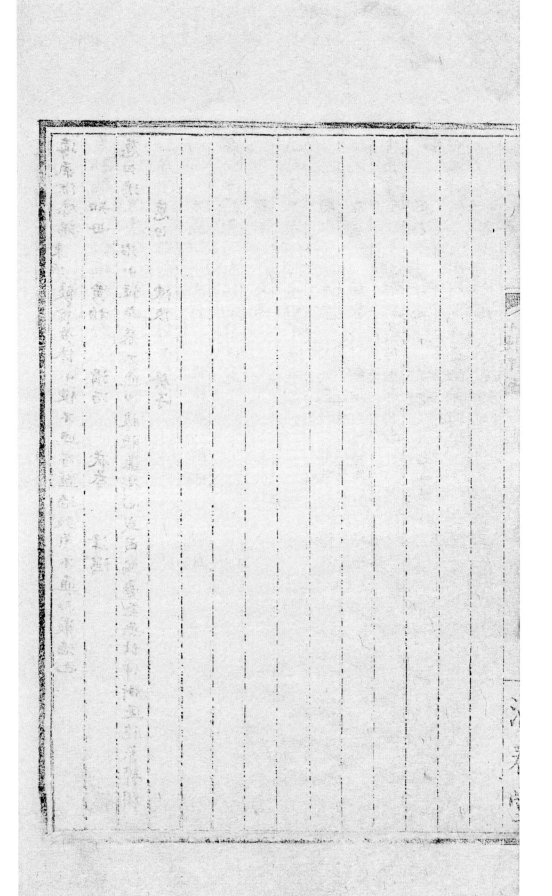

小便不禁門

固脬丸　治虛寒小便不禁

附子　桑螵　茴香　山藥　菟絲　戎鹽

桑螵蛸散寇宗奭　治小便數而欠補心安神為散人參湯下

桑螵　人參　茯神　龍骨　龜板　菖蒲　遠志　當歸

桑螵蛸散

桑螵　鹿茸　黃耆　牡蠣　人參　赤石脂　杜仲

加減桑螵蛸散　治陽氣虛弱小便頻數或遺溺

桑螵　鹿茸　黃耆　人參　麦冬　五味　故紙　杜仲

縮泉丸　治脬氣不足小便頻數晝甚於夜

益智　烏藥　山藥糊丸

家韭子丸三因　治腎寒陽氣不能閉藏而遺尿

韭子　鹿角　從容　巴戟　石斛　山茰

菟絲　熟地　當歸　杜仲　肉桂　乾姜

韭子一物丸　溼氣遺溺痺聚在腎痺聚者溼氣聚而為痺也

韭子

菟絲子丸 濟生 治小便不禁能升舉胃脈之湯以保護諸湯之氣

菟絲　鹿茸　從容　附子　五味　雞内金　桑螵蛸

四神丸 要集 治稟賦虛弱小便頻數不禁

五味　菟絲　熟地　茯容

五子丸 治小便頻數時有白濁

兎絲　韭子　蛇床　茴香　益智

尿血門

大補陰丸 丹溪 治陰虛熱在下焦則為尿血又治足膝疼熱

熟地 知母 黃柏 龜板 猪脊筋

小薊飲子 治熱在下焦小腸血分受傷

小薊 藕節 蒲黃 木通 滑石

生地 當歸 甘草 黑梔 淡竹葉

五香散 局方 治尿血

木香 丁香 沉香 乳香 藿香

三灰散 楊氏

側柏灰 棕灰 桐子灰 米飲調服

生地黃散 良方 治血熱小便出血

生地 黃芩 阿膠 柏葉

鹿角膠丸

鹿角膠 熟地 髮灰 茅根汁為丸

牛膝膏 治瘀血成淋

牛膝 桃仁 歸尾 赤芍 生地 川芎

妙香散方眉 治心脾不足恍惚少睡遺精尿血

山藥 黃耆 茯神 甘草 硃砂 麝香

人參 茯苓 吉梗 遠志 木香

藏毒門 脫肛 交腸

藏連丸 下痢日久色赤変成藏毒

黄連 猪臓

猪藏丸 治藏毒

槐花 猪臓

烏犀散 治藏毒下血

豆豉 大蒜 二枚煨 搗和为丸 香薷湯下二十丸日三服安乃止

柏葉散 治藏毒

側柏 黄芩 大黄 米飲下

香荊散 溪丹 治脫肛

香附 荊芥 砂仁

理物湯 治交腸

理中湯 四物湯

便秘門

小承氣湯 仲景 右不大便六七日恐有燥屎用与此湯

厚朴 只實 大黄

麻仁丸 仲景 大便難其脾為約

麻仁 厚朴 只實 大黄 杏仁 芍藥

神功丸 和子 六府風熱大便不通津液内枯大腸乾澁

大黄 麻仁 訶子皮 人参 蜜丸

四順飲 活人 臟熱煩渴面赤不卧便秘

大黄 芍藥 當歸 甘草

枳椇丸 宣明 小腸移熱於大腸為虙瘕虙瘕謂津液苑結大腸閟澁

枳椇 大黄 只殻 木香 桃仁 麻仁

利鬲丸 胸中不利痰嗽喘促利脾胃壅滯調秘瀉臓

木香 枳椇 人参 當歸 藿香 甘草 小承氣湯

潤腸丸 東垣 治風燥血燥大便秘澁

歸尾　羌活　桃仁　麻仁　大黄　或加秦艽　防風　皂角

通幽湯東垣　治噎塞便秘

生地　熟地　桃仁　紅花　歸身　甘草　升麻

當歸潤腸湯東垣　治大便堅燥

通幽湯　麻仁　大黄

導滞通幽湯　統治便秘之病屬少陰者

生地　熟地　桃仁　紅花　歸身　大黄　升麻

元戎四物湯　治大便秘結

生地　芍藥　當歸　川芎　桃仁　大黄

玉燭散　治血熱大便秘結　萬全方去大黄明粉易青皮只殼

生地　芍藥　當歸　川芎　甘草　大黄　元明粉

五仁丸得效　治便秘潤腸

麻仁　柳李仁　柏仁　桃仁　松子仁　陳皮

潤腸丸濟生

蓯蓉　沉香　為末麻仁為丸

益血丹 海藏　治亡血便燥

當歸　黄芪

黄芪湯　治老人便濇

黄耆　陳皮　為末麻子漿　白蜜煎調下

半硫丸 局方　治老人虛秘冷秘

半夏　硫黄

天门冬散　治肺壅脳熱鼻乾大便秘濇

天冬　大黄　荊芥　只殼　甘草　桑皮　升麻

更衣丸　津液不足腸胃乾枯大便不通

硃砂　蘆薈

養陰湯 丹溪　治大腸虛秘而熱

生地　芍药　當歸　條芩　甘草　陳皮

羌活導滯湯　治發熱便秘

羌活　獨活　大黃　只實　當歸　防已

當歸丸　治大便秘而內莫能食

當歸　黃連　大黃　甘草

厚朴湯河間　治大腸氣秘不通不能飲食小便利謂之虛秘蓋實秘物也虛秘氣也

白朮　厚朴　陳皮　甘草　半夏　只殼

癰瘍門

射干湯 明醫 胃脘癰者人迎脉逆而盛熱聚胃口而不行或嗽膿血

射干 山梔子 赤苓 升麻 赤芍 白朮

排膿湯 金匱 治膿從嘔出

甘草 吉更 生姜 大棗

薏苡敗醬散 金匱 腸癰為病甚身甲錯腹皮急按之濡如腫狀腹無積聚身無熱脉數

苡仁 敗醬草 附子

大黄丹皮湯 金匱 少腹腫痞按之即痛如淋時發熱汗出惡寒

大黄 丹皮 瓜瓣仁 桃仁 芒硝

排膿散 金匱 治膿從便出

只實 芍药 吉梗 雞子黄

薏苡敗醬湯 千金 治腸癰未潰

苡仁 敗醬草 甘草 吉梗 丹皮 生姜

麦冬 茯苓 丹参 芍药 生地

薏苡瓜瓣湯千金治腸癰

苡仁　丹皮　桃仁　冬瓜子

瘡瘍門

黃連粉金匱 治浸淫瘡
黃連末

真人活命飲 治一切瘡疽
銀花 防風 白芷 當歸 陳皮 甘草節
貝母 花粉 乳香 沒藥 山甲 角刺

金銀花酒 治奇瘍惡毒皆可治之
銀花 甘草 酒煎

蠟礬丸 使毒氣不攻心
黃蠟 白礬

托裡十補散即局方十宣散 瘡瘍脈弱必須補裡散表
人參 黃耆 川芎 當歸 肉桂
白芷 防風 甘草 桔梗 厚朴

托裡温中湯孫彥和 治寒瘍內陷或嘔或瀉

乾薑　附子　羌活　茴香　木香

丁香　沉香　陳皮　益智　甘草

托裡定痛湯　治潰瘍疼痛

四物湯　乳香　沒藥　桂心　粟殼蜜炒

散腫潰堅湯東垣　消堅散腫散疾破血行氣瀉火

知母　黃柏　黃連　花粉　黃芩　龍胆草　升麻　柴胡

連翹　葛根　甘草桔梗　當歸　赤芍　山稜　蓬术　昆布

當歸拈痛湯東垣　治湿熱瘡瘍

當歸　羌活　防風　升麻　猪苓　澤瀉　茵陳

黃芩　葛根　蒼术　白术　苦参　知母　甘草

托裡消毒湯　治遺毒初成

吉梗　防風　甘節草　當歸　赤芍　川芎　連翹

銀花　角針　柴胡　黃耆　白芷　羌活

連翹敗毒散　治遺毒

連翹　山梔　黄芩　牛蒡　吉梗　薄荷　元参

當歸　赤芍　川芎　升麻　柴胡　防風　羌活

結核方丹溪　發在耳後項間屬湿痰流注

僵蚕　酒大黄　青黛　南星

角杖散　治血分湿熱痔瘍

角杖草　射香一分　今將杜牛膝汁入射燉温服

金黄散　消腫止痛生肌　为散蜜調塗

川柏　黄芩　黄耆　黄連　鬱金　大黄　甘草　氷片

益氣養營湯　治一切鬱症瘰癧結核流注不消

八珍湯　香附　貝母　瓜蔞　吉梗　黄芪　陳皮

守癭丸河間　治癭瘤結硬

通草　杏仁　牛蒡　射干　昆布　海藻　訶子

消瘰丸　川貝　元参　牡蠣

追毒散洞開 治生瘡發悶吐逆霍亂

螺兒青 甘草 白礬

金瘡跌扑門

王不留行散（金匱） 病金瘡

王不留行　黄芩　川椒　乾姜

蒴藋　桑皮　甘草　厚朴　芍药

桃仁湯（千金） 治從高墜下腹中瘀血滿痛

桃仁　䗪虫　荊芥　大黄　当归　川芎　桂心　甘草　蒲黄

調營活絡飲 治失力閃挫或跌損瘀結大便不通腰脇小腹急痛

四物湯　大黄　牛膝　桃仁　羌活　紅花　肉桂

當歸導氣散 治跌扑瘀血内壅喘急便秘

大黄　當歸　射香

自然銅散 治跌扑骨断

自然銅　乳香　没药　歸身　羌活

乳香定痛散 治跌扑傷筋

乳香　没药　川芎　白芷　赤芍　丹皮　生地　甘草

紫金丹　治金瘡出血不止敷此無瘢痕

琥珀　降香　血竭

鬼代丹 河間　治打着不痛

無名異　沒藥　乳香　自然銅　地龍　木鼈子

婦人門 調經

桂枝茯苓丸 金匱 婦人宿有癥病經斷未及三月而得漏下不止此為癥痼害

桂枝 茯苓 白芍 桃仁 丹皮

膠艾湯 金匱 治婦人漏下

地黃 芍藥 當歸 川芎 阿膠 艾葉 甘草

只寔飲子 河間 婦人手足煩熱夜臥多汗經候不調肌肉瘦削

只寔 半夏 赤芍 黃芩 柴胡 生姜 大棗

當歸龍骨丸 河間 月事失常經水過多或帶下淋瀝

當歸 龍骨 黃連 黃柏 芍藥 茯苓 木香 艾葉 槐子

伏龍肝散 河間 婦人血崩不止或結作片者

四物湯去芍藥 伏龍肝 川斷 薊根 阿膠 地榆 竹茹

阿膠散 河間

阿膠 龍骨 丹參 地膽 川芎

鱉甲 續斷 龜板 鹿茸 烏賊

衛生湯 河間 治經閉

當歸 芍藥 黃耆 甘草

婦寶丹 調經

四物湯 阿膠 艾葉 香附

牡丹皮散 婦人良方 治瘀血凝聚成瘕

丹皮 延胡 歸尾 桂心 赤芍 牛膝 山棱 蓬术

固經丸 良方 治經多崩漏不止色紫黑者屬熱

龜板 黃柏 樗皮 香附 黃芩 白芍

柏子仁丸 良方 治血少經閉經日心氣不得下通故月事不來

柏仁 熟地 牛膝 續斷 澤蘭 卷柏

四烏湯 治血中氣滯小腹急痛

四物湯 香附 烏藥 甘草

加味香附丸 治倒經自汗胎漏下血

四物湯 香附 澤蘭 烏賊 醋調麵糊為丸

艾煎丸方局　治婦人崩傷淋瀝帶下赤白少腹痛
四物湯　人參　菖蒲　吳萸　艾棗酒並汁為丸
歸附丸　治氣亂經期或前或後
當歸　香附
防風丸　治風入胞門崩漏下血色清淡者
防風勿見火　醋糊丸空心葱白湯下二錢
牛角腮散千金　治五崩下血帶下
牛角腮　禹餘粮　乾姜　河膠　龍骨
鹿茸　當歸　川斷　烏賊　赤小豆
伏龍肝湯千金　治勞傷衝任崩中去血赤白相兼或如豆汁臍腹冷痛
伏龍肝　生姜　生地　甘草　艾葉　赤石脂　桂心
先期湯　治經水先期而來宜涼血固經
當歸　生地　知母　黃連　阿膠　香附
白芍　黃柏　黃芩　川芎　艾葉　甘草

過期飲 治經水過期不行乃血虚氣滯之故法當補血行氣

當歸 熟地 川芎 桃仁 木通 肉桂

白芍 香附 紅花 蓬术 甘草

當歸散 簡易 治經脉不勻或三四日不行或一月再至而腰痛

當歸 川芎 白芍 黃芩 白术 山茰

當歸飲 即芩术四物湯 治月水過多別無餘症

四物湯 黃芩 白术 不止而成血崩加 阿膠 山梔 地榆 荊芥 甘草

四物葵花湯 治經水澁少

四物湯 葵花

牛膝散 治月水不利臍腹作痛或小腹引腰氣攻胸膈

牛膝 桂心 赤芍 桃仁 延胡 當歸 木香 丹皮

延歸散 治月經壅滯臍腹疞痛

當歸 延胡

芩心丸 瑞竹堂 婦人四十九歲已後天癸尚未斷或過多不止

黄芩　醋糊丸

烏藥湯東垣　治血海疼痛屬氣者

烏藥　香附　歸身　甘草　木香

姜黄散　治血臟久冷月水不調及瘀血凝滞臍腹刺痛

姜黄　當歸　延胡　莪朮　紅花

白芍　丹皮　川芎　官桂　入酒少許煎

交加散良　治經脉不調腹中撮痛氣多血少

生地　生姜

交加地黄丸　治婦人經不調血塊氣瘕肚腹疼

生地　延胡　川芎　乳香　桃仁　香附

生姜　當歸　芍藥　木香　人参

五補丸　胞脉閉月事不来

熟地　人参　牛膝　茯苓　骨皮

澤蘭湯　月經衰少漸至不通形瘦潮熱兼服柏子仁丸

澤蘭葉　當歸　白芍　甘草

二黃散　治婦人室女經脉不通服之如神

大黃燒存性　生地

養真湯　治婦人經閉不通臍下有塊經二三載不愈

當歸　白芍　茯苓　山梔　益母草　香附

川芎　熟地　陳皮　山萸　小茴香

土牛膝散　婦人室女經閉不通五心煩熱或血塊作痛

土牛膝　歸尾　桃仁　紅花

琥珀散　治心膈迷悶腹痛氣急月事不通

琥珀　當歸　烏葯　蓬朮

荊芥四物湯　治血熱崩漏

四物湯　荊芥　黃芩　香附子　一方加地榆　一方並加膠艾

小薊湯　治崩漏不止色明如水淂溫則煩悶者

小薊　生地　白朮

芎藭酒　治崩中晝夜不止醫不能治者

川芎酒煎取汁　入生地黃汁再煎二三沸服

柏子仁湯　治婦人憂思過度勞傷心經不能藏血崩中下血不止

柏仁　香附子　川芎　鹿茸　茯神

當歸　川斷　阿膠　遠志　甘草

養血平肝散　治大怒後經血暴下

當歸　白芍　香附　青皮　柴胡　川芎　生地　甘草

斷下湯　治衝任氣虛崩中漏下經脉不調

人參　熟地　艾葉　烏賊　當歸　阿膠　川芎　乾姜

五灰散　治下血不止成血崩

蓮殼灰　黃絹　血餘　百草霜

艾煎丸中藏　治婦人經脉不止

金毛脊　威靈仙　良姜　熟艾　赤芍　附子

立效散東垣　治婦人血崩不止

當歸　紅花　蓮鬚　白棉子　茆花　紙包泥固炭火工燒存性为末酒調下

調經丸　治經水不調

當歸　白芍　川芎　香附

蓮殼散　治血崩

香附　椶皮炭　蓮房炭

琥珀散諸生　治痛經

生地　當歸　莪术　刘寄奴　烏药

白芍　山稜　延胡　丹皮　官桂

前調經丸薛性天　治痛經月事先期者

生地姜汁炒　白芍　烏药　川断　知母　丹皮　延胡

歸身　香附　杜仲　炒查　蓮須　炭實

後調經丸薛性天　治痛經月事後期者

熟地　杞子　延胡　茴香　炭實　懷药　川断　炒查

白芍　牡蠣　香附　丹参　吳萸　牛膝　杜仲

茅花散　治婦人血崩不止又治赤白帯下

茅花　椶櫚皮　嫩荷葉　甘草節

温六合湯治藏治經水過多

四物湯　黄芩　白术

連附六合湯　治後期色黒

四物湯　黄連　香附

熱六合湯　治血熱妄行

四物湯　山梔　黄連

寒六合湯　治血海虚寒

四物湯　炮姜　附子

氣六合湯　治氣欝經阻

四物湯　陳皮　厚朴

風六合湯　治血虚風痓

四物湯　秦艽　羌活

凌霄花散 中藏 治血崩甚者

凌霄花 焙乾為末酒下三錢立止

䘐血丸 局方 婦人月事或下血過過多或久閉不通或帶下癥瘕或胎產諸疾

熟地 甘菊 茴香 當歸 延胡 赤芍

桂心 蒲黃 蓬术 牛膝 香附

婦人門 帶下

溫經湯 金匱 暮即發熱少腹裡急腹滿手掌煩熱唇口乾燥此病屬帶下

吳茱 川芎 人參 桂枝 丹皮 甘草

當歸 芍藥 麥冬 阿膠 生姜 半夏

土瓜根散 金匱 帶下經水不利少腹滿痛經一月再見者

土瓜根 芍藥 桂枝 䗪虫

礬石丸 金匱 婦人經水閉不利藏堅癖不止中有乾血下血物

礬石 杏仁

丁香膠艾湯 治經滿而兼白帶

四物湯 丁香 阿膠 艾葉

白馬毛散 千金 氣陷下焦則白帶血陷下焦則赤帶

白馬毛 拌和伏火一宿 龜板 鼈甲 牡蠣

椿皮丸 丹溪 治赤白帶有溼熱者

椿根皮 白芍 良姜 黃柏

解帯散　治氣血不调湿热白帯

當歸　蒼术　香附　丹皮　茯苓　延胡

白芍　白术　川芎　陳皮　甘草

勝湿丸　治赤白帯因湿热勝而下者

蒼术　白芍　滑石　椿皮　乾姜　地榆　只壳　甘草

側柏樗皮丸　治白帯因七情所傷而脉数者

側柏　椿皮　香附　白芍　白术　黄連　白芷　黄柏

苦楝丸　治赤白帯下甚妙

苦楝　茴香　當歸

四神丸　治帯下

香附　蒼术　椿皮　砂仁

當歸澤蘭丸　治婦人經脉不调赤白帯久無子者

當歸　白芍　川芎　熟地　生地

澤蘭　艾葉　白术　黄芩　四製香附

止帶丸 補氣血除腰痛療白帶
當歸 人參 山藥 香附 牡蠣 川斷
川芎 白朮 杜仲 故紙 椿皮 青黛
當歸煎嚴氏 治赤白帶下腹內疼痛不欲飲食日漸羸瘦
當歸 赤芍 白芍 熟地 阿膠 川斷 牡蠣 地榆
從容菟絲丸 治赤白帶下此藥不熱不寒得其和平助陰生子
從容 覆盆 當歸 川芎 烏賊 防風 艾葉
菟絲 蛇床 白芍 牡蠣 五味 黃芩
補宮丸 治婦人諸虛不足久不妊娠骨熱形瘦崩中帶下
白芍 白朮 白芷 白薇 白茯苓
山藥 牡蠣 烏賊 鹿角霜 麵為丸米湯下
補陰丸丹溪 治白帶屬真陰虛者
龜板 枳子 黃柏 香附 山萸
苦參 椿皮 川貝 白芍 乾姜

杞地煎金干　治帶下脉数者陰虚有热也

柏杞根　生地

補真固經湯東垣　婦人白帯漏久諸药不效心包尺脉极微白帯流而不止

人参　甘草　乾姜　橘皮　黄芩　白葵花　郁李仁　柴胡

助陽湯又名升陽燥湿湯東垣　治白帯陰户痛控心而急痛身黄皮緩身重如山

柴胡　良姜　防風　郁李仁　白葵花　乾姜　甘草　陳皮　黄芩

玉仙散　治赤白帯下

乾姜　白芍　香附　甘草

桂附湯　治白帯腥臭多悲不樂

肉桂　附子　黄柏　知母

白蘞丸　治室女衝任虚寒帯下純白

白蘞　鹿茸　狗脊　艾煎醋汁糊丸

側柏地榆湯　治赤白帯下以致不能成孕

側柏　地榆　黄耆　牡蠣　烏賊　蓯蓉　僵蚕　白芷　蛇床

白芷散　治赤白帶下

白芷　烏賊　胎髮

伏龍肝散　治赤白帶下久患不差

伏龍肝　椶櫚炭　梁上塵　醋湯調下

馬蹄丸　治白帶不絕

白馬蹄　禹餘粮　龍骨　烏賊　僵蚕　白石脂

固真丸　治白帶大下不止臍腹疼痛目中溜火齒惡熱飲

白石脂　柴胡　白龍骨　當歸　乾姜　黄柏　白芍

鎖精丸　治小便白濁或白帶淋瀝

故紙　青塩　茯苓　五味

固精丸　治下焦胞寒小便白濁或如泔或小便無度腰重身疪

牡蠣　桑螵　龍骨　白石脂　白茯苓　五味　兎絲　韭子

烏金散　治身熱口燥氣塊築痛下黄水如葵汁

百草霜　紫金皮　粉草　醋湯調下

内金鹿茸丸　治婦人勞傷血脉胞絡受寒小便白濁日夜無度臍腹痛腰膝無力

雞内金　黄耆　從蓉　桒螵　附子

鹿茸　五味　牡蠣　龍骨　遠志

種子門

麒麟丸　填補精髓妙合陰陽

木棉子　杞子　沙苑　柏仁　杜仲　楮實　萆薢　五味

熟地　線魚膠　故紙　當歸　牛膝　茯苓　麦冬　羊腎

聚精丸　震一索而得長男震少陽胆精不足不能會合腎精

沙苑　線魚膠

加味香附丸　女子經水不調帶下腹寒胞閉半屬奇經半屬肝虛不能從陽得子

香附（一分酒製　一分童便製　一分醋製　一分山梔湯製）　熟地　白芍　當歸　川芎　海螵蛸　澤蘭

坎炁丹　坎再索而得中男當慰勞腎中之陽

方見補虛門

斑龍丸　艮三索而得少男通督脉之陽補玉堂關下之穴以救尾閭滄海之竭

方見補虛門

五子衍宗丸　添精補髓疏利腎氣不論下焦虛實寒熱服之自然平秘

杞子　菟絲子　五味子　覆盆子　車前子

萃仙丹　固精止遺填補精力健脾進食

沙蒺藜　山萸　芡實　川斷　金櫻子

菟絲　蓮蕊　枸杞　覆盆子

吉祥丸千金　詩言吉梦熊羆男子之祥也方之取義甚佳用亦屢驗婦人服之

天麻　川芎　桂心　桃仁　丹皮　桃花瓣　柳絮

白术　熟地　菟絲　覆盆　五味　茯苓　楮實

葆真丸　治房劳太過腎氣虛衰精寒不能生子

鹿角膠　杜仲　山藥　茯苓　熟地　山萸　五味

益智　遠志　川楝子　巴戟　故紙　葫巴　沉香

千金種子丹　此方服之令人多子並治虛損梦遺白濁

沙苑　蓮須　覆盆　山萸　芡實　龍骨

螽斯丸　治婦人子宮虛寒不能攝精成孕得孕二三月不可更服

附子　肉桂　厚朴　杜仲　細辛　秦艽　白薇

半夏　歸身　牛膝　沙參　茯苓　人參

延年益嗣丹　滋補元氣益精黑髮

固本湯　首烏　茯苓　骨皮

續嗣降生丹

當歸　杜仲　茯神　益智　龍骨　桂心　吳萸　乾姜

川椒　烏葯　白芍　牛膝　半夏　防風　秦艽　菖蒲

細辛　桔梗　附子　牡蠣

慶雲散鈄　治丈夫陽事不足不能施化無成

覆盆　五味　菟絲　天雄　石斛

白朮　桑寄生　天冬　紫石英　酒服方寸匕

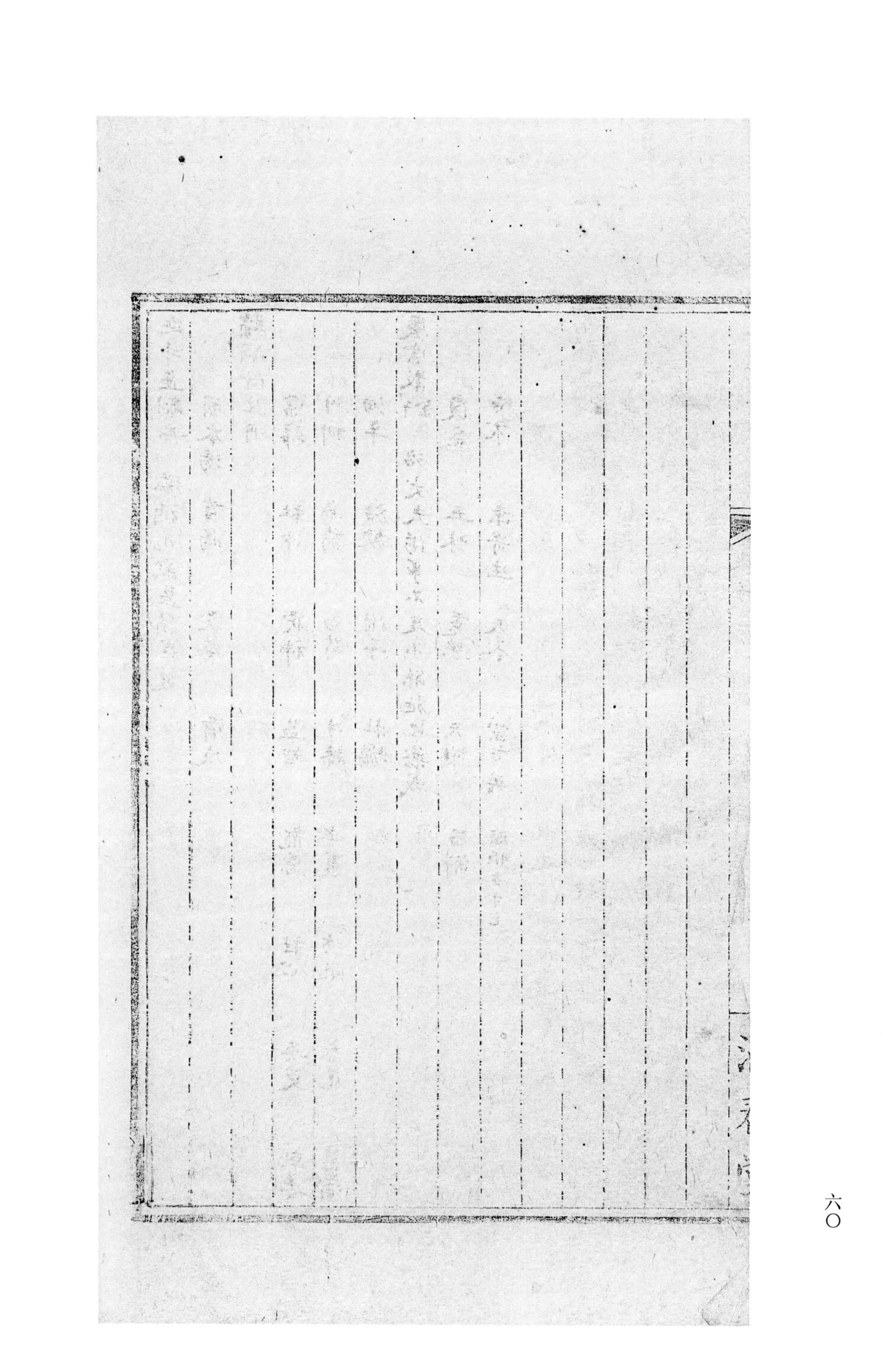

胎前門 安胎

當歸散金匱 婦人妊娠宜常服

當歸 白术 白芍 川芎 黄芩

白术散金匱 妊娠養胎

白术 川芎 蜀椒 牡蠣

黄芩湯河間 治妊婦胎孕不安

黄芩 白术 當歸

鉄罩散中藏 安胎如神

香附炒去毛為末紫蘇湯調下一錢

小膠艾湯良方 傷損胎動下血腹痛

阿膠 艾葉

四聖散 治胎漏下血

條芩 白术 砂仁 阿膠

二黄散 治懷孕胎漏

生地　熟地　為末　白术只壳湯調下

只壳湯　治胎漏因事下血

只壳　黄芩　白术

立效散　胎前胎不動如重物下墜腹冷

川芎　當歸

寄生草湯　治胎氣不安

寄生草　甘草　茯苓　白术

安胎飲子　治胎不安欲墮此方自懷妊兩月服起至六個月無墮胎之患

糯米　建蓮　青苧

乾姜地黄散　治妊娠胎漏下血

乾姜　地黄

人参黄耆湯　治小産氣虚血下不止

人参　黄耆　當歸　白术　白芍　艾葉　阿膠

陳皮半夏湯　治懷妊逆動胃氣悪阻嘔吐

二陳湯　只殼　子芩　紫蘇

鈎藤湯　治妊娠八九月胎動腹痛面青冷汗氣欲絶者

鈎藤　當歸　茯神　人參　吉梗　桑寄生

十聖散　妊娠病傷氣血不能護養其胎以致不安者

人參　白术　砂仁　當歸　芍藥

黄耆　熟地　甘草　川芎　川斷

黄耆湯　治胎動不安腹痛下黄汁

黄耆　川芎　糯米

當歸湯　治妊娠胎動心煩躁悶唇口青肢冷

當歸　人參　阿膠　甘草

解毒湯　治誤服毒藥動胎

甘草　黑豆　淡竹葉

銀苧酒　治妊娠下黄汁或如赤豆

苧根　紋銀　水酒各半煎

瘦胎飲（即只壳散）　治娠妊肥胎氣不運在九個月服

只壳　黄芩　白术

達生散（丹溪）　達小羊也羊子易生無留難也取其易生之意

紫蘇　大腹皮　人参　白术　甘草

陳皮　當歸　白芍　青葱　黄楊嫩頭

保産無憂散　胎動腰腹痛或下血服之可安又治交骨不開横生逆下

當歸　黄耆　羌活　菟絲　荊芥　川芎

厚朴　川貝　甘草　只壳　艾葉　白芍

安胎方

黄耆　杜仲　茯苓　黄芩　白术　河膠　甘草　川斷

妊娠傷寒門

阿膠散 活人 治妊娠傷寒安胎

阿膠　桑寄生　人参　白朮　糯米　茯苓

白朮散 活人 治妊娠傷寒安胎

白朮　黄芩　生姜　大棗

蘇木湯 活人 妊娠傷寒或中時行洒淅作寒振慄而悸

蘇木　黄芩　黄連　赤芍　陳皮　甘草

黄龍湯 活人 妊娠寒热頭痛少食脇痛經水適來適断

柴胡　黄芩　人参　甘草　生姜

柴胡石膏湯 活人 妊娠傷暑頭痛身热躁悶四肢疼背拘急唇口乾燥

柴胡　石膏　甘草　生姜　亦加人参

只寔散 活人 妊娠傷寒五六日心腹脹上氣口渴少食腰疼躰痛

只寔　麦冬　橘皮　生姜　葱白

麦冬湯 活人 妊娠傷寒壯熱嘔逆頭痛不食胎氣不安者

麦冬　人参　石羔　前胡　黄芩　葛根　竹茹　姜枣

梔子大青湯 治人妊娠發斑变為黑色

梔子　大青　升麻　杏仁　黄芩　葱白

芦根湯 千金 妊娠頭痛壯熱心煩嘔吐不下食

芦根　竹茹　知母　粳米

梔子五物湯 廣濟 妊娠傷寒頭痛壯熱

梔子　前胡　知母　黄芩　石羔

前胡七物湯 廣濟 妊娠傷寒頭痛支節痛壯熱 千金名石羔大青湯

梔子　前胡　知母　黄芩　石羔　大青　葱白

升麻六物湯 廣濟 妊娠七月傷寒壯熱赤斑变黑溺血

升麻　黑梔　大青　杏仁　黄芩　葱白

當歸川芎散 河間 風邪頭目昏眩痛悶筋脉拘急肢體麻痺護胎氣調和營衛

當歸　川芎　甘草　黄芩　薄荷　砂仁

芍藥湯 妊娠傷寒自利腹痛不食

芍藥　白朮　茯苓　甘草

加味黃芩湯　妊娠傷寒下後協熱而利不止胎氣損者

黃芩　白芍　甘草　白朮　茯苓　阿膠

加味竹葉湯　妊娠傷寒汗下後熱不除者虛也

人參　麦冬　甘草　阿膠　生地　粳米　竹葉

香蘇散　治妊娠霍亂吐多傷氣利多傷血恐邪氣鼓擊胎元母壽未有不損者矣

香附炒　紫蘇　陳皮　甘草　藿香　砂仁　轉筋加木瓜　胎動加白朮

黃連湯　治妊娠下痢赤白膿血不止

黃連　厚朴　阿膠　當歸　乾姜　黃柏　艾葉

常山湯中藏　妊娠患瘧

常山　竹葉　石羔　秔米

膠艾榴皮湯千金　妊娠下痢不止

阿膠　艾葉　石榴皮

表虛六合湯海藏　妊娠傷寒表虛自汗發熱惡寒頭痛脈浮

四物湯　地骨皮　桂枝

表實六合湯　頭痛身熱脉緊

四物湯　細辛　麻黄

柴胡六合湯　寒熱脇痛心煩喜嘔口苦脉弦属少陽

四物湯　柴胡　黄芩

石羔六合湯　大熱煩渇脉大而長属陽明

四物湯　石羔　知母

茯苓六合湯　小便不利

四物湯　茯苓　沢瀉

梔子六合湯　汗下後不得眠

四物湯　黄芩　山梔

風湿六合湯　右兼風湿肢節煩疼身熱脉浮

四物湯　防風　蒼术

升麻六合湯　胃中湿熱発斑

四物湯　升麻　連翹
朴(厚朴)六合湯　胸满痞脹
四物湯　厚朴　只實
附子六合湯　身冷拘急腹痛脉沉
四物湯　附子　肉桂
大黄六合湯　大便秘小便赤脉数是或膀胱畜血
四物湯　桃仁　大黄

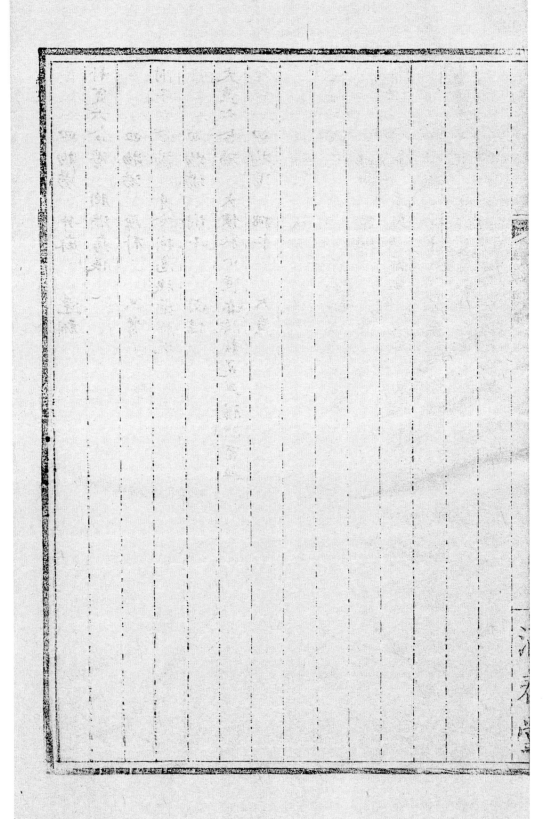

胎前雜症門

當歸芍藥散金匱 婦人懷妊腹中㽲痛

當歸 白芍 川芎 茯苓 白朮 澤瀉

只殼湯潔古 治婦人懷胎腹脹

只殼 黄芩

地黄當歸湯潔古 治婦人有孕胎痛

熟地 當歸

火龍散 治妊娠心氣疼

川楝 茴香 艾葉

阿膠散 治妊娠胎動腹中㽲痛不思飲食

阿膠 當歸 白朮 陳皮 茯苓 川芎 甘草

紫蘇飲 治胎氣不和湊上心腹脹滿疼痛謂之子懸

紫蘇 大腹 人參 川芎 甘草

陳皮 當歸 白芍 生姜 葱白

當歸湯　治子懸胎動衝心煩悶欲死安胎止痛

當歸　川芎　人參　阿膠　甘草　葱白

苧根湯小品　胎動腰腹痛去血胎動向下

青苧　生地　當歸　白芍　阿膠　甘草

犀角散　治子煩懷子而煩悶也

犀角　骨皮　條芩　麦冬　茯神　甘草

竹瀝湯千金　治子煩

竹瀝　麦冬　防風　黄芩　茯苓

加味竹葉湯　治妊娠心煩不解名曰子煩

竹葉　茯苓　麦冬　黄芩　人參　粳米

知母飲　治妊娠心脾壅熱咽膈渇苦煩悶多驚

知母　麦冬　赤芩　黄芩　黄芪　甘草

當歸飲　治子煩

當歸　川芎　阿膠　豆豉　葱白　桑寄生

羚羊角散本事 治妊娠冒悶角弓反張名曰子癇

羚羊角 苡仁 獨活 當歸 棗仁 甘草

杏仁 防風 川芎 茯神 木香

四物芩連姜夏湯 治子癇懷子而癇作也此由陰虛火亢痰氣厥逆

四物湯 黃芩 黃連 生姜 半夏

羌活酒 治妊娠中風口噤四肢強直角弓反張

羌活 防風 酒浸濾清入炒熱黑豆候一沸即住

乾姜人參半夏丸金匱 妊娠嘔吐不止

乾姜 人參 半夏

當歸貝母苦參丸金匱 妊娠小便難飲食如故

當歸 貝母 苦參

葵子茯苓散金匱 妊娠有水氣身重小便不利洒淅頭眩起即頭眩

葵子 茯苓

子淋散 治妊娠小便澁痛頻數

麦冬　赤苓　大腹皮　木通　甘草　淡竹葉

地膚草湯　治子淋懷子而小便淋澁

地膚草

冬葵子湯　治子淋

葵子　柴胡　桑皮　當歸　赤芍　赤苓

白薇散釬　治妊娠遺尿

白薇　白芍

續斷湯　治妊娠尿血

川断　生地　當歸　白芍

参术飲溪丹　治妊娠轉胞不得溺胎為胞逼壓在一邊故臍下急痛而小便或數或閉

人参　川芎　當歸　炙草　半夏

白术　白芍　熟地　陳皮　生姜

大腹皮散　治妊娠大小便不通由臟府之热所致

大腹皮　赤苓　只壳　甘草

天仙藤散　治子氣自受胎後足腫漸至腿膝行步艱難喘悶妨食或足有水出者

天仙藤　香附子　陳皮　甘草　烏葯　木香

澤瀉散　治子滿妊娠遍身浮腫上氣喘急大便不通小便赤澁

澤瀉　桑皮　木通　只壳　梹榔　赤苓

鯉魚湯千金　治妊娠遍身浮腫胎間有水氣

鯉魚　白术　茯苓　當歸　芍葯　橘皮　生姜

全生白术散　治妊娠子腫

白术　姜皮　大腹皮　橘皮　茯苓

木通散　治子腫

木通　香薷　紫蘇　只壳　梹榔　條芩　木香　訶子

紫菀湯　治妊娠欬嗽不止胎動不安

紫菀　天冬　吉梗　杏仁　桑皮　甘草

難產門

束胎丸　治難產或由內熱灼其胞液或由脾虛不能運化精微

白术　茯苓　黃芩　陳皮

黑神散方局　難產經日而胎死又治胞衣不下瘀血作痛

熟地　白芍　肉桂　蒲黃　童便

當歸　甘草　炮姜　黑豆　酒

神造湯針　治妊娠雙胎其有偏夭不去其死害母失胎蟹爪去其死阿膠安其生也

蟹爪　阿膠　甘草

牛膝湯針　治胞衣不下

牛膝　瞿麦　當歸　通艸　滑石　葵子　一方有麦冬

香桂散　治子死腹中胞衣不下服片時如手推出

射香　肉桂

兎腦丸　治難產及橫生逆產

兎腦　乳香　丁香　射香

柞木飲子　治難產或橫或逆又治胎死腹中

柞木　甘草

半夏湯　治胞衣不下或子死腹中

半夏　肉桂　大黃　桃仁

下胎丸　治難產胞衣不出及兒死腹中母氣下絶

半夏　白蘞

平胃散　治死胎不下指甲青舌青脹悶口中作屎臭

平胃散　水酒煎入朴硝再煎服之

佛手散　催生亦穩又治子死腹中及胞衣不下及產後血暈

當歸　川芎

烏金丸　瘀血貫入胞中胞衣不下

蛇蛻香油上燒灰　射香　艾葉　阿膠　蘇木　童便　麥芽末糊丸

花蕊石散　治胞衣不下瘀血皆迷

花蕊石　硫黃

奪命丹　治胞衣不下惡血流入衣中為血所脹須臾衝上逼心則死

附子　丹皮　乾漆灰

回生丹　治難產或胞衣不下及產後諸般怪症一切腹痛危急

黑豆汁　紅花汁　蘇木汁　苦酒熬大黃汁　熟地　芍藥　川芎

當歸　香附　延胡　人參　茯苓　白朮　甘艸　木香

蒼朮　烏藥　山稜　桃仁　地榆　牛膝　山萸　羌活

橘皮　乳香　沒藥　良薑　青皮　木瓜　蒲黃　葵子

馬鞭草　五靈脂　茺蔚草

產後雜症

清魂散嚴氏 治產後血暈

澤蘭 人參 甘草 川芎 荊芥

荊芥散古潔 治產後風虛血暈精神昏昧

荊芥 桃仁

紅花散古潔 治產後血暈血崩及月事不調遠年乾血氣

紅花 當歸 丹皮 蒲黃 乾荷葉

白薇湯 治產後亡血發厥瞀冒等証

白薇 當歸 人參 甘草

龍齒清魂散 治產後敗血衝心或哭或笑歌舞狂言

龍齒 人參 當歸 肉桂 細辛

遠志 茯神 麦冬 延胡 甘草

一霊三睲散 治產後敗血衝心發熱狂言奔走脉虛大者

乾荷葉 生地 丹皮 蒲黃

琥珀黑龍丹　治産後敗血衝心并治胎死胞衣不下
四物去芍　五靈脂　良姜　琥珀　百草霜　硫黄　花蕊石　乳香
平胃姜桂散石頑　治産後敗血衝胃腹滿脹痛嘔惡
平胃散　炮姜　肉桂
二味參蘇飲　治産後敗血衝肺喘急面赤
人參　蘇木
抵聖散　治産後腹脹滿悶嘔吐　按嘔為三急之一
人參　澤蘭　半夏　橘紅　赤苓　甘草
香靈丸　治産後嘔不止者
丁香　五靈脂　辰砂
蒲黄散　治産後三四日惡露不行嘔逆壯熱
蒲黄　芍藥　當歸　知母　生姜　紅花　生地汁　荷蒂
金匱竹皮大丸　治婦人乳中虛煩亂嘔逆安中益氣
竹茹　石膏　桂枝　白薇　甘草

中藏白朮生姜湯 治產後惡心

白朮 生姜

黃芪湯 治產後虛汗不止 按產後汗亦為急症

黃芪 白朮 防風 熟地 牡蠣 茯苓 麦冬 甘草

參歸湯 治產後諸虛不足發熱盜汗

人參 當歸

加味逍遙散 治產後血虛身熱自汗

逍遙散 烏梅 棗仁

荳蔻理中丸 治產後元虛泄瀉不止 產後瀉亦三急之病

肉菓 人參 白朮 乾姜 甘草

神效參香散 治產後脾胃虛寒洞泄不止

人參 木香 肉果 茯苓 扁豆 陳皮 粟殼

枳實芍藥散 金匱 治產後腹痛煩滿不得卧

枳實 芍藥

下瘀血湯金匱腹中有瘀血着臍下又主經水不利

大黄　桃仁　䗪虫

大巖蜜湯千金治産後心痛因素有寒邪寒搏於血〻凝則痛

生地　芍薬　甘草　遠志　茱萸　白蜜

當歸　獨活　肉桂　細辛　乾姜

失笑散治産後悪血上攻心腹疞痛

蒲黄　五霊脂

生化湯治産後児枕痛及悪露不行腹痛等症

當歸　川芎　乾姜　桃仁　甘草　童便

起枕散治産後悪露不行心腹及児枕作痛甚危

當歸　白芍　川芎　官桂　延胡

丹皮　蒲黄　五霊脂　没薬　白芷

黒白散治産後児枕大痛

烏金石　寒水石

四神散 治産後瘀血未盡腹中作痛

當歸 炮姜 川芎 赤芍

隐居澤蘭湯 治産後悪露腹痛或腹満少氣

澤蘭 生地 當歸 赤芍 生姜 甘草 大枣

竹葉湯金匱 産後中風発熱面正赤喘而頭痛

竹葉 防風 桂枝 甘草 生姜

葛根 吉梗 人参 附子 大枣

三物黄芩湯千金 坐草露風四肢苦煩熱頭不痛者頭若痛与小柴胡湯

黄芩 苦参 地黄

無憂散中藏 治産後発熱

虎魄 生地 為末童便酒調服

增損柴胡湯治古 産後經水適断感於異証手足牵搐咬牙昏冒

柴胡 半夏 甘草 知母 生姜

黄芩 人参 石羔 黄耆 大枣

秦艽湯　前証已去次服秦艽湯以去風邪

秦艽　人参　防風　芍薬　柴胡　黄芩　半夏　甘草

防風湯　二三日後宜養脾胃之氣兼除風邪

防風　蒼术　當歸　羌活

血風湯　治産後諸風攣痿

四物湯　秦艽　防風　羌活　白芷　白术　茯苓

芍薬湯　産後諸積不可攻當養陰去熱

白芍　黄芩　茯苓

桂心牡蠣湯　治人産後頭痛身熱腹内拘急疼痛

桂心　牡蠣　地黄　白芍　黄芩

蜀漆湯　治人産後寒熱往来心胸煩満骨節疼痛日晡加熱如瘧状

蜀漆　黄芪　桂枝　甘草　黄芩　知母　芍薬　生地

增損柴胡湯　治人産後虚羸發寒熱飲食少腹脹

柴胡　半夏　人参　甘草　白芍　川芎　橘皮　姜棗

交加散一名當歸散 產後中風牙關緊急不省人事口吐涎沫

當歸 荊芥

七珍散 治產後血虛不語

人參 菖蒲 川芎 細辛 防風 甘草 硃砂

琥珀散 治血虛驚悸少寐及產後敗血停留少腹作痛

琥珀 當歸 辰砂 沒藥

知母湯千金 治產後作寒作熱手足身溫心胸煩滿

知母 芍藥 黃芩 桂心 甘草

甘竹茹湯千金 治產後內虛煩熱短氣

竹茹 人參 茯苓 甘草 黃芩 一方有麦冬

竹葉湯千金 治產後短氣欲絶心中煩亂不解

竹葉 麦冬 小麦 甘草 生姜 大枣

薤白湯 治產後胸中煩熱短氣

薤白 半夏 人參 甘草 花粉 麦冬

歸芍梔豉湯　治產後虛煩不得眠

歸身　白芍　梔子　豆豉

澤蘭散 張氏 治產後血虛風腫水腫

澤蘭　防己　為末酒調下

柏花散　治婦人產中欬嗽

黃柏　款冬　桑皮　糯米

二母散　治產後惡露上攻流入肺經欬嗽不已

知母　貝母　茯苓　人參　桃仁　杏仁

歸耆葱白湯　治產後無乳

當歸　黃耆　葱白

猪蹄湯　治產婦乳汁不通

猪蹄　通草

鍾乳湯 千金 治產婦肺胃虛寒乳汁不通

鍾乳　甘草　漏盧　通草　栝蔞根

麦門冬散 千金治産婦寒熱阻逆乳汁不通

麦冬 通草 理石 鍾乳

白頭翁加甘草阿膠 金匱産後下痢虚極

白頭翁 黄連 黄柏 秦皮 甘草 阿膠

伏龍肝湯丸 千金治胎前下痢産後不止及元氣大虚瘀積少腹結痛不勝攻擊者

伏龍肝 炒查 熬枯紅糖 氣虚加人参 虚热加炮姜肉桂茯苓甘草

三腥散 河間治産後下血痢不止

烏賊骨 焼綿灰 血餘灰 为散楡皮湯調下一錢

歸耆散 治産後陰脱謂陰户脱下也

當歸 黄耆 白芍 人参 升麻

加味芎歸散 治産後産門不閉又治胎前交骨不開

川芎 當歸 熟地 血餘灰 一方不用熟地用龟板

芎藭湯 千金 治産後崩漏下血不止

四物湯 黄耆 甘草 乾姜 吳萸

鹿茸散 千金 治婦人漏下不止

鹿茸　阿膠　烏賊　當歸　蒲黄

猪脬湯　治蓐勞

猪腰子　葱白　人參　當歸　糯米　豆豉

免懷湯　欲摘乳者先通月事則乳汁不行免乳脹之苦

歸尾　赤芍　紅花　牛膝

補脬飲　脬婦之膀胱産時為穏婆傷破小水淋瀝無度

生黄絹　白芨　丹皮　根木　水煎至絹爛如飴空心服嚥時不得作聲

千金羊肉湯　治産後腹痛又治蓐勞

四物湯　甘草　肉桂　乾姜

婦人門雜病

半夏厚朴湯 金匱 婦人咽中如有炙臠

半夏　厚朴　茯苓　紫蘇

甘麦大棗湯 金匱 婦人藏燥喜悲傷欲哭

甘草　淮麦　大棗

大黄甘遂湯 金匱 婦人少腹滿如敦狀小便微難而不渴生後者水与血結在血室也

大黄　甘遂　阿膠

紅藍花酒 金匱 婦人六十二種風腹中血氣刺痛

紅藍花　酒並

蛇床子散 金匱 婦人陰寒溫陰中坐葯

蛇床子末 白粉和如棗大綿裹納之

狼牙湯 金匱 陰中蝕瘡爛者

狼牙　並湯洗之

膏髮煎 金匱 胃氣下泄陰吹而正喧此穀氣之實也

猪油　乱髮

青囊丸　治婦人百病

香附　烏葯

立巖散　治乳巖潰爛

兩頭尖　土楝實　蜂房 煅為末酒下三錢

疏肝清胃丸 仲淳 憂思鬱怒積氣於肝胃兩經而成乳巖

夏枯草　蒲公英　金銀花　漏蘆　橘葉　甘菊　兩頭尖

貝母　連翹　白芷　山慈姑　瓜蔞是　炙艸　紫花地丁

陳皮　茜根　乳香　沒葯

柴胡四物湯　治婦人經行感冒熱入血室

小柴胡湯　四物湯

桂枝紅花湯　治婦人傷寒發熱惡寒四肢拘急口燥舌乾經脉凝滞不來

桂枝　紅花　芍葯　甘草

黄芩芍葯湯　婦人傷寒口燥咽乾腹滿不思飲食

黄芩　白芍　白术　生地　生姜

柴胡當歸湯　婦人傷寒喘急煩躁或戰而作寒陰陽俱虛不可下

柴胡　當歸　白术　人参　甘草　赤芍　五味　木通

乾地黄湯　婦人傷寒差後猶有餘熱不去謂之遺熱

生地　白芍　黄連　黄芩　大黄　柴胡　甘草

海蛤散　婦人傷寒血結胷膈痛不可近

海蛤　滑石　甘草　芒硝　為散雞子清調下

青竹茹湯 百問 婦人病未平復因有所動熱氣衝胸手足拘急搐搦如中風

竹茹　瓜蔞根

當歸白术湯 百问 婦人病未平復因有所動少腹急腰胯疼四肢不任

當歸　白术　桂枝　附子　生姜　甘草　白芍　人参 黄耆

射香杏仁散　治婦人陰瘡

射香　杏仁　為末盛於布袋紮口烘熱納陰中

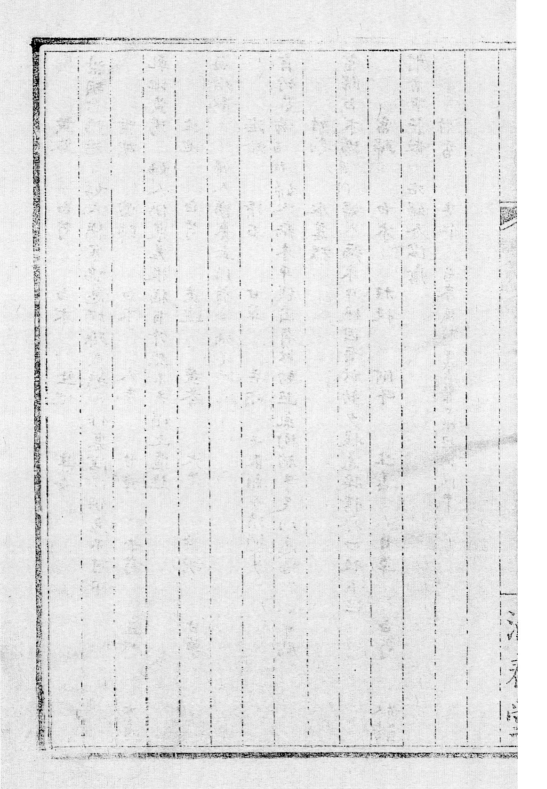

小兒門

五福化毒丹　治嬰兒胎毒

甘草　吉更　人参　元参　青黛　射香　茯苓　牙硝

五福化毒丹　治嬰稚一切胎毒

製大黄　胡黄連　生甘草　雄黄为衣

當歸散乙钱　治变蒸有寒無熱

當歸　木香　官桂　甘草　人参

花火膏乙錢　治小兒夜啼

燈花　塗乳上令兒吮之

鈎藤散　治胎驚夜啼

鈎藤　茯神　茯苓　川芎　木香　芍药　當歸　甘草

沉香天麻丸　治驚搐

沉香　天麻　當歸　炙草　僵蚕　半夏　羌活

獨活　防風　益智　附子　川乌　生姜

抱龍丸　治小兒風痰壅盛発熱欬嗽驚搐

胆星　雄黄　硃砂　天竺黄　甘草膏　射香　一方有薄荷　人參　牛黄　茯苓　鈎藤　僵蚕

豆参散　治小兒過用熱薬而成急驚者

豆参　藍根　貫仲　甘草

驚氣圓本事　治驚憂積氣心受風邪発則牙関緊急涎潮昏塞醒則精神若痴

附子　僵蚕　橘紅　麻黄　蘇葉　硃砂

木香　白花蛇　天麻　乾蝎　南星　脳射少許

烏蝎六君丸　治小兒慢脾風

六君子　川烏　全蝎

人参養胃湯　治脾虚弄舌

保元湯　黄芩　黄連　白芍

温脾散　治脾虚腹脹弄舌

人参　茯苓　藿香　陳皮　木香　生姜

白术　甘草　黄芩　桔梗　訶子　大棗

連翹飲 活人 治一切熱

連翹 防風 山梔 甘草

麦門冬湯 活人 小兒未滿百日傷寒鼻衄身熱嘔逆

麦冬 石羔 寒水石 甘草 桂心

六物黄芩湯 活人 小兒腹大短氣熱有進退食不安穀為之不化

黄芩 大青 甘草 麦冬 石羔 桂心

五物人参飲 活人 小兒天行壮熱欬嗽心腹脹滿

人参 甘草 麦冬 生地 茅根

八物麦冬飲 活人

麦冬 甘草 人参 紫菀 升麻 貝母 茅根 竹瀝

枣葉飲 活人 治小兒天行五日以後熱不歇者

枣葉 麻黄 葱白 豆豉

澤瀉散 河間 治小兒齁鮯膈上壅熱涎潮

澤瀉 蝉蛻 黄明膠

潤肺散　治小兒膈熱欬嗽痰喘久不差者

瓜蔞實　一枚為末麪和為餅炙黄為末温水乳糖下一錢

白朮丸 中藏 治小兒白瀉

白朮　當歸　芍藥　木香

厚朴散　治小兒泄滑瀉利不止

厚朴　訶子皮　史君子　丁香　茯苓　白朮　青皮　甘草

消積丸 乙錢 治大便酸臭

丁香　砂仁　烏梅　巴霜

木香丸 中藏 小兒吃食太早遂成疳疾腹痛疳瀉

木香　沉香　青皮　肉果　牽牛　麪和丸麻子大一歲一丸蘿蔔湯下

玉柱杖散 中藏 治小兒疳瀉

黄耆　人參　茯苓

橘連丸 錢乙 治疳瘦久服消食和氣長肌肉

橘皮　黄連　射香　入猪胆内煑熟粟米粥糊丸

胡黃連丸　治熱疳

胡連　川連　硃砂　入豬胆中酸漿水煮熟一加蘆薈射香飯和丸麻子大服一二丸

乾蟾丸　治疳瘦

乾蟾　神曲　銀柴胡　陳皮　蕪荑　肉蔻　麦芽　川連

胡連　茯苓　只實　白芍　白朮　飯灰　炒查　使君

金蟾丸 一名金蟾肥兒丸　治脾虛疳膨食積面黃肌瘦泄瀉食少等症

人参　白朮　茯苓　甘草　川連　胡連　青皮　澤瀉

陳皮　川芎　白芍　使君　蒼朮　柴胡　山药　五穀虫

神曲　山查　厚朴　肉果　檳榔　乾蟾

清熱肥兒丸　治骨蒸内熱面黃形瘦大便時溏

山药　白朮　甘草　陳皮　茯苓　連翹

穀芽　黃連　丹皮　骨皮　神曲　查肉

肥兒丸 古局　治食積五疳

肉果　使君　麦芽　黃連　神曲　檳榔　木香

白餅子　治小兒痞積

輕粉　南星　半夏　滑石　巴霜

珍珠丸 河間　治小兒痰中積熱驚癇等疾

巴霜　膩粉　滑石　南星　蝎梢　粉霜　續隨子

百祥丸　治痘瘡大便秘

大戟　棗　水煎至水盡去大戟将棗焙乾為丸

通聖散　治痘瘡入眼生翳

白菊花　菉豆殼　穀精珠　柿餅一个米泔水一盞煎乾服柿餅

雞鳴散　痘症用

牛蒡　雞冠血五匙　狀元紅酒調勻　荊芥湯送下

菖蒲丸 乙錢　治心氣不足小兒五六歲不能言

菖蒲　人參　丹參　赤石脂　天冬　麦冬

小兒妳癖方 中藏

白芥子　研作膏攤在紙上貼疼硬處

益黃散東垣　治小兒慢脾風

人參　黃耆　炙草　陳皮　黃連　芍藥　甘草

參歸鹿茸湯　治痘元虛毒陷空殼頂平根無紅暈寒戰咬牙泄瀉肢冷

人參　當歸　鹿茸　綿耆　炙草　桂圓　生姜

五疳保童丸方金鑑　治兒童面黃肌瘦疳積腹膨

乾蟾　皂角　蛤粉　射香　神曲糊丸

如聖丸錢乙　治肝脾疳熱津液乾涸熱甚者宜之

蕪荑　川連　胡連　史君　射香　乾蟾酒蒸成膏為丸

秘授良方

秘授良方

該書爲醫方書，佚名，清光緒六年（一八八〇）栖溪有裕堂抄本。

形制

索書號一四二七八三。存一册，不分卷。書高二十四點七釐米，寬十三點七釐米。每半葉八行，行二十至二十七字不等。無邊框行格。行書抄寫。

書口有『秘授良方』四字。封面無書名，右上有『某年正』三字，『某』字不識。無序跋凡例。卷首爲『目録便覽』，下有陽文朱印『金華朱顔珍藏』。目録分三欄羅列五百八十六個方名，每方用花碼（民間計數文字）編號。正文無書名及責任人名，直接出示帶序號的方劑。正文首葉有陽文朱印『北京圖書館藏』。書末載『光緒六年季春月書於栖溪有裕堂之南窗』。

内容提要

據該抄本書口所載，其名《秘授良方》，全書無輯書人及抄書人姓氏。書末載此抄本抄於光緒六年，且云『此書乃友人處借抄。據云用過一次，上有紅圈一個，二次者即二個，均爲應驗。其筆管大之紅圈者，係是驗過之方，但小紅圈乃是抄書，恐有錯誤，對過之圈也』。可見此書并非抄者自家積累，乃轉抄他人現成藥方書。據此書正文提及的最晚年代，乃嘉慶二十五年（一八二〇），且全書無與鴉片相關藥方，可知該書輯録主要在嘉慶、道光之際。

該書標有序號之方五百八十六首，實際記録的藥方略多於此數。在民間藥方抄本中，此類書一般不是民衆爲自救而備的簡易藥方抄本。該抄本藥方無分類，所載清代年號亦大致年早者在前、晚者在後，可見此抄本乃不斷積累、隨得隨録而成。其方所治疾病多爲常見病，且以外科瘡瘍爲多。藥方的形式無一定之規，或爲單方，或爲成藥。或方名、主治、方組藥名、劑量、服用法俱全，或爲歌訣體裁，不載劑量，此説明其藥方來源甚廣。其中有不少方劑之下注明得方來源（多爲傳方人，而非書名），或注明『驗過』『驗過多人』。或將驗方用筆管蘸紅色，點上紅圈爲標記，此表明輯方之人可能是民間醫者，或熱衷醫藥者，故其收録之方講究實效。書中罕見墮胎方、符咒或迷信方術，更進一步證明此抄本的輯録者可能是一位頗有素養的醫家。此類藥方書的學術價值較同類書爲高。

著録及傳承

該書未見清代書志記載。《中國中醫古籍總目》著録《秘授良方》（書序號〇四一四三）〔一〕，云『著者佚名/清光緒六年庚辰（一八八〇）栖溪有裕堂抄本』，藏國家圖書館，成書年注爲一八八〇，此實爲抄寫年，其内容表明該書約輯成於嘉慶、道光之際。該抄本『金華朱顔珍藏』朱印表明其入藏國家圖書館之前，乃歸原中醫研究院朱顔研究員所藏。另《中國中醫古籍總目》著録上海中醫藥大學圖書館亦藏有同名之書（書序號〇四五二〇）〔二〕，此本據介紹〔三〕封面書名下題有『譚伯憩記』，實載藥方二百八十餘首，對照其目録書影，可知該本與國家圖書館藏同名書并非同書。

〔一〕薛清録主编：《中國中醫古籍總目》，上海：上海辭書出版社，二〇〇七年，第三三五頁。
〔二〕薛清録主编：《中國中醫古籍總目》，上海：上海辭書出版社，二〇〇七年，第三五一頁。
〔三〕段逸山主编：《上海地區館藏未刊中醫鈔本提要》，上海：上海科學技術文獻出版社，二〇一七年，第五三五至五三六頁。

洪武正

目録便覧

一 秘授痔瘡方
二 痔瘡服方
三 蛇頭瘡方
四 痔瘡方
五 洗腫毒方
六 跌死回生方
七 刀口方
八 洗瘡頑癬奇方
九 大便下血方
拾 雞鳴膏
十一 蛇咬方
十二 漆瘡方
十三 痰迷心竅方
十四 腫手禿雞方
十五 乳腫痛方
十六 健皮膏
十七 追毒膏
十八 無名腫毒方
十九 双单鵝方
二十 血風瘡方
廿 楊梅結毒方

秘授良方目錄

廿弍 婦人大小便不通方　三十 霍乱方　卅八 中身驗方

廿三 小便出血单方　卅一 中風不醒方　卅九 下身驗方

廿四 九種心痛胃氣奇方　卅弍 鵝掌風方　四十 頸栗第一神方

廿五 流火神效方　卅三 鶴膝風方　四十一 昇葯方

廿六 小囝遺尿方　卅四 摔瘕喘急方　四十弍 黃靈丹

廿七 鉄箍散方　卅五 陰蝕驗方　四十三 五色昇丹

廿八 禁口痢方　卅六 膏工末葯方　四十四 紅色昇丹

廿九 霍乱方　卅七 工工四枝方　四十五 白色昇丹

四十六 白靈丹
四十七 鉄箍散
四十八 消腫丹
四十九 七仙丹
五十 三仙丹
五十一 白玉膏
五十二 天泡瘡
五十三 蛇咬方
五十四 八仙傳授方
五十五 蟾酥丸
五十六 𤺺癀頭
五十七 對口癤
五十八 𤺺癀頭
五十九 鯽魚心方
六十 休氣方
六十一 退管方
六十二 五汁膏
六十三 浮萍一粒丹
六十四 臌脹奇方
六十五 天下奇方 治猪羊癲瘋
六十六 刪去沒有此方
六十七 異授神奇膏藥方
六十八 瘰癧方
六十九 又

秘授良方目錄

七十 男婦大小頸癧方
七一 天下第一金瘡方
七二 西聖復煎丸
七三 觀音救苦丹
七四 急慢驚風
七五 八寶膏
七六 烏金膏
七七 海浮散
七八 雷火神鍼
七九 發散末藥
八十 腫毒惡瘡拔膿藥
八一 拔毒長肉方
八二 常長肉方
八三 萬靈丹
八四 治喉妙方
八五 治喉閉丹方
八六 喉閉真效方
八七 金鎖匙
八八 銀鎖匙
八九 青龍丹
九十 牙疳吹口藥
九一 又
九二 牙痛神方
九三 牙疳神方

九四 固齒方
九五 喉風舌大方
九六 治喉方
九七 治舌方
九八 又方
九九 又方
百 又方
百一 時眼方
[illegible]方門類

百二 手足痛瘋方
百三 黃水瘡方
百四 治癬真驗
百五 小便不通方 附卑方
百六 白濁方
百七 血尿方
百八 龜頭腫爛方
百九 又生瘡方

百十 陰囊痒
百十一 陰風作痒
百十二 又
百十三 大腸脫肛方
百十四 大腸脫方
百十五 又趙氏方
百十六 大便不通方
百十七 腸紅方

秘[illegible]目錄

[illegible]便血不止方
[illegible]不染楊梅瘡方
[illegible]鉄布衫
[illegible]杖瘡方
[illegible]又膏
[illegible]鉄布衫
[illegible]跌打方
[illegible]又方
[illegible]跌打方
[illegible]又方
[illegible]金瘡鉄扇散
[illegible]護心丹
[illegible]痧药方
[illegible]痧氣丹方
[illegible]絞腸痧方
[illegible]羊毛痧方
[illegible]臁瘡真妙方
[illegible]紅千錘膏
[illegible]玉红膏
[illegible]瘋狗咬方
[illegible]又方
[illegible]又方
[illegible]又方
[illegible]又方

百卅二 瘋狗咬方
百卅三 人咬傷方
百卅四 又方
百卅五 又方
百卅六 又方
百卅七 痢疾方
百卅八 瘧疾方
百卅九 火瘡全消方
[illegible]方目録

百四十 痢疾試驗方
百四十一 又方
百四十二 紅痢方
百四十三 白痢方
百四十四 痢疾方
百四十五 茶葯方
百四十六 蛇咬方
百四十七 土塊蛇咬方

百四十八 蛇咬方
百四十九 又方
百五十 又方
百五十一 又方
百五十二 又方
百五十三 火赤練蛇咬方
百五十四 十三種疔瘡
百五十五 疔瘡方

秘授良方目録

疔瘡方
又
唇疔方
對口疔方
羊毛疔方
紅絲疔方
又方
人中疔方

蛇頭疔方
疔毒走黄
又方
鐵箍散
銀箍散
瘡藥方
疥瘡一掃方
膿窠瘡方

膿窠瘡方
坐板瘡方
健步散
刀口藥
結乳方
又方
又方
又方

一百九十 豎肉方
一百九十一 鉄器入肉
一百九十二 楊梅瘡方
一百九十三 又結毒方
一百九十四 金蟬脫甲酒
一百九十五 九種心胃疼痛
一百九十六 去瘊方
一百九十七 雀斑酒刺白屑瘋
一百九十八 汗斑方
一百九十九 玉容散
二百 酒醉方
二百一 不醉方
二百二 瘰癧方
二百三 豬肚方
二百四 鵝掌瘋
二百五 遺尿方
二百六 濕氣入骨方
二百七 痔漏去管生肌方
二百八 偏墜方
二百九 又方
二百十 藥酒方
二百十一 流火方
二百十二 諸刺入肉
二百十三 流火方

秘撰百一[illegible]錄

第十四 去邪瘟疫方
第十五 辟瘟方
第十六 客午卒死還魂湯
第十七 被鬼擊
第十八 鬼打鬼壓
第十九 辟邪丹並辟瘟疫
第二十 頭腦方
第廿一 下巴頦落

第廿二 頭腦方
第廿三 治鬢髮落
第廿四 偏頭風
第廿五 偏正頭風
第廿六 耳閉方
第廿七 耳聾方
第廿八 天絲入目
第廿九 鉄屎入目

第三十 鼻中息肉
第卅一 鼻中生瘡
第卅二 喉症神仙方
第卅三 眼藥方
第卅四 頭風方
第卅五 難產方
第卅六 瘻疾方
第卅七 患乳方

百八 失音方
百九 膏藥神驗方
百十 蒜真丸
百一 藥酒方
百二 瘋濕氣痛方
百三 萬金丹
百四 瘟疫時症方
百五 瘟疫方

百六 瘟疫方
百七 又單方
百八 避瘟預備方
百九 避瘟丹
百十 香蘇丸
百一 太乙流金散
百二 脚筋弔
百三 又方

百四 校正延齡廣嗣似方
百五 白鳳膏藥方
百六 金蓮方
百七 又穩步方
百八 火照散并神火照法
百九 治小兒痰核方
百十 治牙痛方
百一 痔瘡敷藥方

秘授[illegible]方[illegible]録

[illegible] 黒青方
[illegible] 養猪易肥法
[illegible] 瘟猪法
[illegible] 治手脚趾脱疽
[illegible] 治瘟雞法
[illegible] 洗膏藥肉方
[illegible] 治臂癜出血
[illegible] 驅蚊法
[illegible] 比天膏
[illegible] 珠珠八寶丹方
[illegible] 又
[illegible] 萬應五靈膏
[illegible] 芙蓉膏
[illegible] 驅蝿法
[illegible] [illegible]虎散
[illegible] 消瘰丸
[illegible] 糟蟹不沙法
[illegible] 神異膏
[illegible] 治腸風下血
[illegible] 醬不生虫法
[illegible] 生肌長肉膏
[illegible] 治乳十九方
[illegible] 棄亂溺漬法
[illegible] 瘰癧拔毒膏

鯽魚膏　金鎗膏
消痞膏　應驗疝氣方
陀僧膏　跌打煎方
玉紅膏　又方
猪胆膏　飛龍丹
合紙膏　腫毒內消散
紫金膏　臌脹驗方
隔紙膏　腫毒外敷散
痧藥方
又方
渡單鵞方
乳癰散
回生至寶丹
胃火上冲方
梅花點舌丹
神效瘰串丸
急驚風

秘授百一[illegible]錄

三百十 解暑神术散
三百十一 定驚丸
三百十二 人咬傷
三百十三 杖傷爛潰
三百十四 蛇頭疔瘡
三百十五 蛇串瘡
三百十六 坐板瘡
三百十七 頭工肥瘡
三百十八 吹散散
三百十九 蛇咬方
三百廿 瘋狗咬傷
三百廿一 金刀散
三百廿二 竹簽木傷方
三百廿三 鵞掌瘋
三百廿四 回生立效散
三百廿五 絞腸痧方
三百廿六 出頭散
三百廿七 治一切大毒初起
三百廿八 真效散
三百廿九 痔漏方
三百卅 神繭散
三百卅一 腸紅单方
三百卅二 脱肛
三百卅三 痔漏洗方

三百卅四 脫管生肌散
三百卅五 痔漏癒急散
三百卅六 痔瘻下血
三百卅七 千金不易
三百卅八 脫肛不收
三百卅九 大便瀉血
三百四十 小兒遍身瘋痒
三百四一 小便不通
三百四二 法製葉茶
三百四三 治牙痛
三百四四 擦牙散
三百四五 治虫牙風火牙
三百四六 鎖喉至寶丹
三百四七 腦漏方
三百四八 牙痛方
三百四九 定風散
三百五十 中風痰厥
三百五一 葵根治痨飲
三百五二 耳聾奇方
三百五三 小兒痞積
三百五四 蜘蛛瘡 牙痛方
三百五五 鉛粉毒
三百五六 手發背
三百五七 口瘡牙瘡吹喉散

[illegible]

三百八 小兒水瀉
三百九 眉髮脱落
三百十 蟹殼回生丹
三百十一 刀斧傷
三百十二 跌撲損骨
三百十三 打傷眼睛
三百十四 金鎗藥方
三百十五 黃腫病
三百十六 截瘧法
三百十七 骨鯁喉間
三百十八 多年爛脚
三百十九 治癬神方
三百廿 傷風咳嗽
三百廿一 眼珠痛日輕夜重
三百廿二 刀傷惡瘡
三百廿三 羊顛瘋
三百廿四 去猴子並贅瘤法
三百廿五 一切瘋氣
三百廿六 小兒由丹
三百廿七 湯火傷
三百廿八 喘症神效方
三百廿九 流膿水
三百卅 洗痔方
三百卅一 塵砂迷目

三百八十二 烱脚方
三百八十三 治痧氣
三百八十四 羊吊瘋
三百八十五 截瘧五神丹
三百八十六 生瘡方
三百八十七 生瘡服方
三百八十八 治跌打損傷
三百八十九 治蛇串
三百九十 治一切無名腫毒
三百九十一 治脫骱
三百九十二 治单蛾乳蛾及喉風
三百九十三 治疔瘡单方
三百九十四 治去管单方
三百九十五 絞腸痧方
三百九十六 疔瘡 三方
三百九十七 癩瘵
三百九十八 瘋氣膏
三百九十九 治龜頭受毒腐方
四百 治胡臭漏方
四百一 長生不老方
四百二 好食茶葉面黃方
四百三 閃挫腰痛
四百四 治及唇疔奇方
四百五 治坐板瘡神方

第五 水瀉痢疾方
第六 兎睛丸方
第七 瘋氣藥方
第八 湯火傷秘方
第九 神效吹喉方
第十 蜒蚰膏
第十一 商陸膏
第十二 壁虎膏
第十三 八反膏
第十四 治婦人患乳方
第十五 去星方
第十六 治瘡单方
第十七 治氣臌方
第十八 治五臌方
第十九 治爆竹打傷方
第廿 治大氣卵方
第廿一 治五胆神方
第廿二 治哮油病方
第廿三 治風火虫牙齒痛方
第廿四 蚯蚓氣吹小便脹方
第廿五 十種水臌腫滿方
第廿六 睡中遺尿方
第廿七 治痦瘣
第廿八 治對口

治対口奇方
永除痔漏方
疔瘡悞食猪肉走黄
小児遊風
治走馬牙疳
仙傳瘰癧方
崆峒丸
臁瘡裙扁瘡方
[illegible]

百病霍然丹
治新起眼翳方
瘰癧方
痔漏方
千日瘡方 俗名飯喜
専治疔瘡走黄
治呃逆不止方
消痞方

治水臌方
消乳岩方
經驗膺疾方
専治対口神方
一筆消無名腫毒
治天泡瘡方
治婦人血崩
治一切乳瘡方

秘授百方目錄

第[illegible] 鎖喉風方

第[illegible] 立時拔疔方

第[illegible] 拔疔丹

第[illegible] 病內耳聾方

第[illegible] 治痘後結毒

第[illegible] 疔瘡神方

第[illegible] 蜈蚣咬方

第[illegible] 治發背左右奇方

第[illegible] 瘰癧奇方

第[illegible] 治一切腫毒方

第[illegible] 治癬方

第[illegible] 又膏藥方

第[illegible] 治飛絲入目

第[illegible] 治蝎咬

第[illegible] 截瘧法

第[illegible] 治馬患諸病

第[illegible] 治心胃痛秘方

第[illegible] 一粒笑治蟲牙方

第[illegible] 辟蠱毒神方

第[illegible] 治頭痛應驗方

第[illegible] 爛耳單方

第[illegible] 急救疔瘡走黃

第[illegible] 毒蛇咬

第[illegible] 不俱牙痛方

洗繡球瘋方

金鎗方

痔瘡藥酒

爛耳奇方

治痘瘖後生瘡单方

楊梅癬

胃氣肝氣痛奇方

碧雲散

千金散

蛇咬单方

緾瘤膏

烏金散

狗咬单方

跌打損傷

偷糞老鼠方

洗眼神方

小腸氣

腰痛方

疝氣单方

癲狗咬方

癬瘡方

楊梅瘡单方

痘發不起

婦人禿髮方

秘[illegible]錄

腳上鷄眼
治諸瘡惡肉方
臁瘡方
難產方
臭口便毒方
久遠臁瘡方
跌死回生八厘散
治脫肛方
牛皮癬方
打傷者小便不通
發背單方
坐板瘡方
耳閉
治遠近年腸風血方
癬方神效
治婦人乳癰痛
內痔薰藥方
玉戶生瘡方
神效瓜蔞散
外痔方
小便閉
內外乳吹方
通乳方
悞食銅錢銅器方

第廿六 解吃砒霜方
第卅五 男婦脫肛
第四三 手患蛇頭
第廿七 吞針入腸方
第卅六 胞衣不下
第四四 眼睛子跌出方
第廿八 治不拘蛇狗咬方
第卅七 口內瘡爛
第四五 女人生頭髮 驗效如神
第廿九 鎖喉瘋滴水不下者
第卅八 異傳蛇咬方
第四六 掌瘋方
第卅 喉吞骨頭方
第卅九 諸虫入耳
第四七 腦漏方
第卅一 更衣方
第四十 產後血暈
第四八 八將散 又名座玉丹
第卅二 小兒驚瘋方
第四一 吃茶葉黃著
第四九 催生單方
第卅三 鼻血不止方
第四二 流火應驗奇方
第五十 難產單方
第卅四 [illegible]

[illegible]

[illegible] 乳工生癰
[illegible] 横弦魚口便毒方
[illegible] 治瘰癧方

[illegible] 治㿈奇方（治三日㿈）
[illegible] 狗咬方神驗
[illegible] 四聖丹（兼治瘋狗毒蛇咬傷）

[illegible] 女人吹乳
[illegible] 蛇串瘡神方
[illegible] 五毒散

[illegible] 蠓漏不愈
[illegible] 好食茶葉生米壁泥方
[illegible] 寶花神方（兼治七十二種痧症）

[illegible] 漏臑方
[illegible] 痔瘡方
[illegible] 普濟神效之鰲丸

[illegible] 呼膿長肉方
[illegible] 鴨蛋毒
[illegible] 立止鼻衄神方

[illegible] 兼治四日兩頭㿈疾神方
[illegible] 治眼内起星方
[illegible] 免出痘子方

[illegible] 洗坐板瘡神方
[illegible] 治魚骨刺喉方驗過（如神）
[illegible] 心痺痛（即肝胃痛）

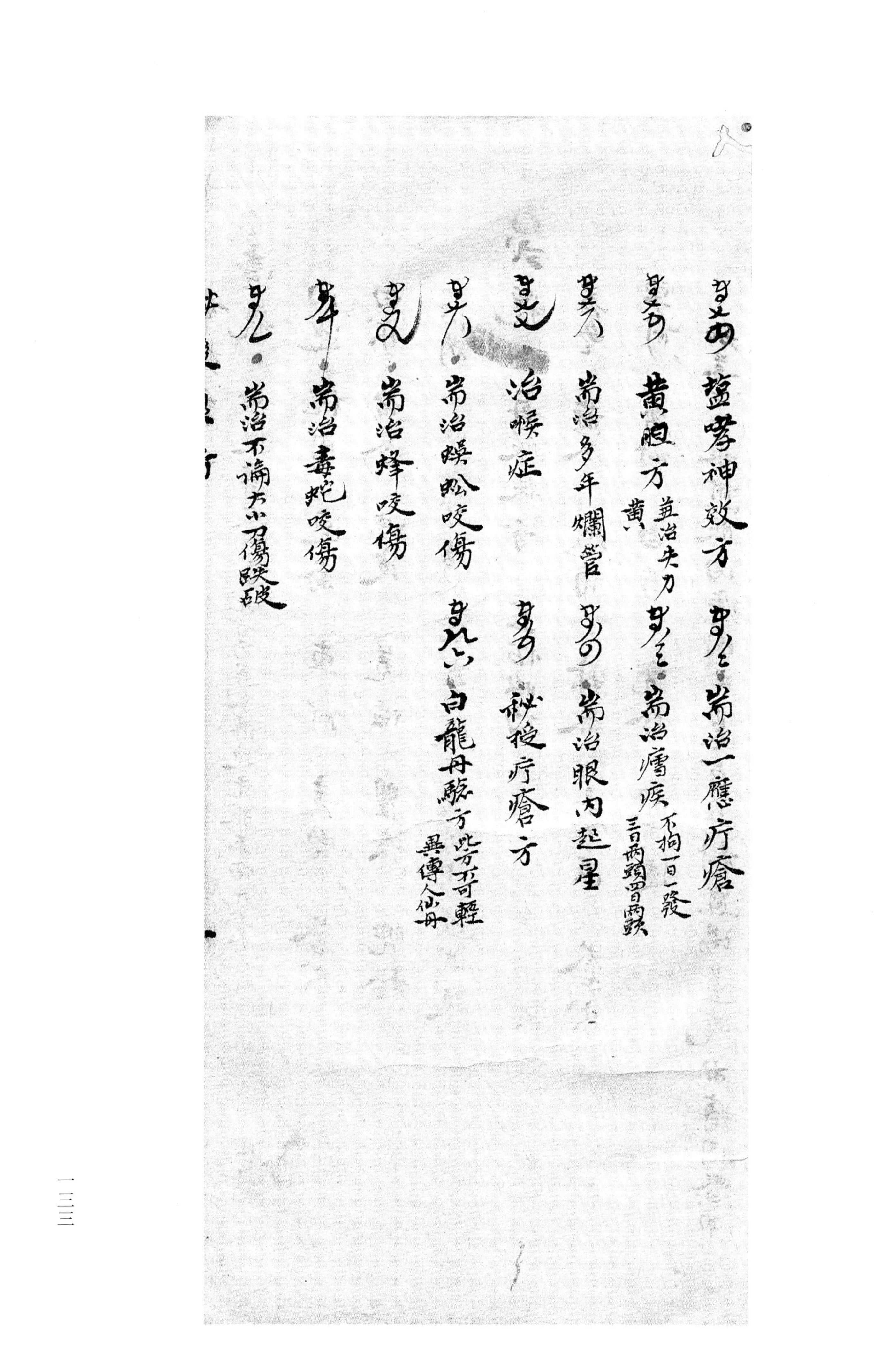

[Manchu] 瘟疹神效方　[Manchu] 耑治一應疔瘡

[Manchu] 黄胆方 並治失力黄　[Manchu] 耑治瘧疾 不拘一日一發 三日兩頭四日兩頭

[Manchu] 耑治多年爛管　[Manchu] 耑治眼内起星

[Manchu] 治喉症　[Manchu] 秘授疔瘡方

[Manchu] 耑治蜈蚣咬傷　[Manchu] 白龍丹驗方 此方不可輕異傳人仙丹

[Manchu] 耑治蜂咬傷

[Manchu] 耑治毒蛇咬傷

[Manchu] 耑治不論大小刀傷跌破

秘授百……

壹號　秘授痔瘡方　此方乃異人傳授先服五帖化管

川連　槐角　連喬　車前　麦冬　蒼术

白术　黄芩　陳皮　羌活　瞿麦　兜鈴

薄荷　以上各等清水煎空心服下渣下午煎餓服

弍號　再服後方　五帖收功

麦冬　黄芩　槐角　升麻　广皮　蒼术

車前　香附　白芍　兜鈴　胡黄連

加姜三片水煎服　内痔用老女貞子樹煎湯薰洗　外痔用鼈甲

川椿子煎湯薰洗 每吉即是如真子

叁號 治蛇頭瘡方

生于手指上或脚指上瘡傍一塊開口腫痛是也

用鷄蛋一个略搗破一竅 如指頭大將人言雄黄各五分入於蛋内然後

以患指入于其中浸一宿次早又以蜈蚣燒酒薰病指一二次即消全愈

爲末搽瘡頭上却以麻油抹帛上扎之如痛甚流血不止用雄黄蜈蚣

肆號 陳進士傳治穿腸痔漏二十種惡痔及楊梅惡瘡患皆神效

蟾酥五分 硃砂上 雄黄上 丁香上 乳香去油 没药去油 草烏三錢

[illegible]

用姜汁苣過心不見鐵器海蛘十数个去肉俗名沙鷄母用筆管盛
焙干各為末或為丸牙皂土茯苓湯送下每日用一分早米打糊為丸治痔
漏臟瘡米湯下治毒瘡及筋骨痛去海蛘加蜈蚣為妙此方與
衆不同前治痔漏大有神功如棉花瘡筋骨痛酸者削草除
根神効無比

○五號　洗藥方　洗發背乳癰人面瘡及諸惡瘡癧毒痛

防風　白芷　赤芍　苦參　甘草　牙皂　茶脚　荷葉蒂　土蜂房
荊芥　艾葉　銀花　羌活　獨活　歸尾　葱白　蒼耳子　枸子仁

右藥水煎燻洗後温冷洗至乾淨絹衣抹干用清油硬調搽風
膏之數數之如無膿不要留口一日一換如有膿可留口出毒去膿
水用藥洗便以黑布盖絹帯紧縳如有膿瘡三日一換不要行動

陸號　跌死回生方

巴豆一个研爲細末放紙内勉成紙條燒烟燻鼻醒来童便灌之

七號　八寶丹呂方

生半夏研碎炒黄 半斤　甘草不見火研碎 两　乳香去油 二两　没藥 二两
水飛白枯礬 两　血丹 一两　赤石脂 二两

秘[illegible][illegible][illegible]

八號 洗瘡頭癬奇方 驗過神效

荊芥 一兩 防風 一兩 苦參 一兩 黃柏 一兩 首烏 一兩

蒼朮 一兩 甘草 一兩 皮硝 一兩

先薰後洗 五六次全愈

九號 治大便下血

真將陳金墨磨落和豆漿空心服 二三次全愈

拾號 雞鳴膏 治新久嗽氣喘痰湧頭暈四肢無力服之神效

陳香櫞 一只 [illegible] 紫菀 三錢 陳松羅茶 三錢 貝母 三錢 去心

兒茶 ㄝ 款冬花 一ㄝ 黑姜炭 七、
共為末六樣和匀拌蜜搓丸共六樣用甌子碗同飯上蒸熟雞鳴
時服之即愈

○十一號 蛇咬方
蒼耳草又根中碎煎酒服下渣敷傷處立效

○十二號 治漆瘡效方
用乾莧菜煎水洗敷數次即愈

○十三 痰迷心竅方

[illegible]

用蝦蟆胆數个將胆灌入即愈

十四 ◦ 種子禿鷄丸 癸亥秋奇驗過多々少

肉蓯蓉 两 兔絲子 两 蛇床子 两 五味子 两 蓮去蕊 两

益智仁 两 乾山藥 两 遠志 两 沉香 两 木香 两

右藥細末煉蜜為丸桐子大每服三十丸溫酒送下神效

昔日山西太守金畏知無子服此藥生二子太守房事甚頻

其夫人知此藥有效陰瘡將藥撒地公鷄食之每日押母

鷄三五十次踏母鷄頭毛無一根故名禿鷄丸

◎十五　乳腫痛方　驗過

用雞蛋一个打碎一孔將白黃流出用生明凡半研碎拌于蛋內重裝在蛋壳內糊緊煮熱酒送下酒儘量吃將絮被蓋睡出汗立散

若將爛開者用蛋二个明凡二半

◎十六　健皮膏　驗過

谷芽 两　苍塊 两半　欠实 两半　苡仁 两半　白扁豆 两

麦芽 两半　山查 两半　只实 二半

再加鷄肫皮十个共合

十七 追毒膏 治一切無名腫毒其效如神

青木香二 廣木香廿 乳香廿 沒藥二 兒茶二

血竭一 白芨两 芙蓉葉两

共爲细末和匀一處臨用時看瘡大小以生蜜调塗患處不過三五次即消

十八 無名腫毒方 驗过

用紫花地丁晒干爲细末將醋调和週圍敷上立消

十九 治双单蛾方 驗过

用雄土牛膝根打爛取汁入喉中如口閉不開送入鼻內進下即
消 其雄者節边有元頭雌者節边無元頭也所以要取雌雄辨驗之

◎二十 血風瘡方 驗过

飛丹一錢 輕粉一錢 冰片一分 共為细末先用防風荊芥金銀花甘草
煎水洗淨次上藥 除包好驗

◎念壹 楊梅結毒瘡方 驗过多人

防風一錢 泻川 荊芥二錢 川芎一錢 川 當归二錢 泻川 角刺一錢 連翹一錢 牛膝八分
甘草七分 白芷一錢 川 銀花二錢 白鮮皮二錢 川 北细辛三分 土茯苓四兩

[illegible]

水三中煎半中忌房事半月全愈驗过

如下部加木瓜防己上部川芎不必加減

合弐

治婦人大小便不通方 肚如鼓大者服此藥

用糠莧菜不拘多少将来搗爛和冷水吃下即愈

合三

治小便出血單方 驗过

用頭髮燒灰沖酒服之即愈

合四

九種心疼胃氣奇方

沉香 南木香 一錢 五靈脂 三錢 丁香 上 巴豆 半粒

五味共爲極細末用清水丸如粟米大每服一分合心頭用小茴

香湯送下熱心頭白滾湯送下驗

合五

流火神效方 驗過

用炭煤蛋一个研爲細末米醋調敷于患處即愈

合六

小回遺尿方 驗

益智仁 破故帋 各等分 爲末米糊爲丸鹽湯送下

合七

鉄箍散方

黑山梔 一文 五棓子 一文 研 芙蓉葉陰干研末入小粉葱白頭 三个

[illegible]

蜜糖同打爛敷外將皮紙掩上空孔即消

○廿八

○禁口痢方

射香匁 公丑培手一个 蝸牛七条 爲細末姑腈上一炷 者臨危有

覆生效

○廿九

治霍乱諸藥不納同驗

菉豆四十九粒 胡椒四十九粒 研碎水煎服如渴甚井水調服甚效如神

○三十◎◎文方 驗過

用穿舊單鞋一只 愈舊愈好 洗去泥沙 用水煎湯服之即愈

又方

乾霍亂危急用本人包脚布或襪底泡水澄去泥穢飲之神效

三十一

中風不醒　驗

半夏為末以帋撚醮之搐鼻內可醒醒後即服防己

珠砂牛黄天花粉各五　為末姜湯送下

三十二

鵝掌風　此不可言

用生葱蘗不拘多少同打爛塗患處將防風荊芥火工煨

再將松柏枝頭蓋火烟熏一二次即愈可加騾油兩

三十三 治鶴膝風初發紅腫者神驗方

將糯米飯加酒麹和勻打爛塗上用帕包過夜即退紅熱而愈

三十四 哮痰喘急經驗百發百中不可輕用 驗妙

射香三分 天竹黄五錢 硃砂四錢水飛 牛胆星四錢 青礞石五錢火硝煅过

研細煉蜜為丸芡實大食遠薄荷葉湯送下一丸

三十五 陰蝕驗方 嘉善李道人傳 奠或焙脆常骨 為末更妙

活鯽魚一个破肚去鮮腸實葱于中不用鹽油在銅勺内煎熱 細入陰中

去葱搗爛為丸如鴿卵大不拘多寡將綿裹好正圓一丸 每用兩

少頃取出更用一丸 如是數次 再慚引出一旦夜計用兩奠不半
月（虫）尽痒止不藥而愈

三十六

膏工末药 聪過如神

母丁香二钱（火煅） 陽氣石（火醋）二钱 赤石脂（火醋）二钱 冰片二钱 射香二钱

共研為細末

工工四枝

三十七

當歸五钱 桃仁十四个（双仁不用去皮） 骨碎補五钱 紅花八分 乳香五钱
柴胡五钱 桂枝三钱 杜仲五钱 丹参五钱 没药五钱

[illegible]

秘[illegible]

加皮三 蒲黄二 木香三

外加模木廿分 半水半酒煎服 合桃肉半附用四帖

三十八 中身騐過

加皮三 丹参二 木香三 官桂三 丹皮二 自然銅一 醋又淬

川芎三 杜仲二 牛膝三 萸肉三 没薬二 羌活三

外加模木廿分 川續断二 酒水煎服 合龍肉半附用四帖

三十九 下身騐過

独活三 碎補二 金毛狗一 木瓜二 木通三 艸烏[illegible]

桔梗錢 乳香錢 桃仁三錢去衣 紅花錢 沒藥錢 川續斷各

木香錢 外加蒼朮一錢 合桃肉半斤 同服三帖

四十

頸栗方 第一神驗道

萆麻子肉一兩 擻松香一錢 銅綠一錢

共搗爛成膏以油紙攤貼一日一換未成者即消出膿者用長肉生肌

散摻之即愈

四十一

昇藥方 又名三白頭

水銀一兩 頂好牙硝一兩提淨 明礬一兩 或加珠砂一錢

[illegible]桂日一　　大

右研細末先用明礬鋪底次鋪牙硝硃砂再將水銀白布擠

濾在上用潔淨將斗碗一只覆蓋口圍以塩泥塞縫封固

加淨沙鋪上文武炭火煉三炷香取起以昇在碗頂上者刮下

以右極圓者等上色次之或大紅鸚哥豆綠又次之惟黑

色乃不堪用此丹治諸腫毒已潰膿不得干淨用搽瘡去污

生新外科為需之寶其功不能盡述

黃靈丹　專治無名腫毒止痛止臭拔毒去腐生新收口

四十式

水銀一两　明礬一两　火硝一两　石青三錢　陀星五錢　硼砂一錢　倭鉛二錢

珠砂二 隶丹二 雄黄二 银珠卅下

先用微火煨干锅内以碗盖之用光粉封口卅三柱香取起候

冷取药候用

四十三 五色升丹

水银一两 火硝两半 白矾两半 倭铅两半 雄黄半 珠砂半 升法照前

四十四 红色升丹

水银两 火硝两 白矾两 皂矾两 升法照前

四十五 白色升丹

硼砂 一匁 食塩 一匁 明礬 一匁 水銀 一匁 火硝 一匁 昇法如前

○四十六

白靈丹 専治各様未成膿毒用猪調点患處頭上着

毒大小或豆桐子大或豆小銭大若起泡其毒消矣若已既不

肯穿者將此薬作餅將膏貼之半日自穿

水銀 一匁 青塩 一匁 明礬 一匁 皂礬 一匁 硼砂 二匁

雄黄 二匁 朱砂 二匁 白砒 一分 火硝 一匁半

研匀放烊銅壺内微火煨干後三炷香冷取出候用

製時忌生人雞犬婦人冲犯

四十七

鐵箍散 治一切腫毒初起圍之即消已成圍之毒氣不至次走無膿圍之有膿未潰已潰膿可追出

芙蓉去葉 半 要九月九日採取 姜黄 半 白歛 半 白芨 半

五棓子 半 大黄 兩 蟬殼 五十 陳小粉 兩 炒

研末醋調圍凡一切腫毒初起圍之即消 治陽症

四十八

消腫丹

雄黄 兩 硃砂 三錢 火硝 兩 火炒 麝香 二分 血丹 三錢

四十九

七心丹

秘秘自丸 … 土

水銀匁　硝匁　乃匁　月石半　氷砂三分　硃砂五　皂九五。

共爲細末用硬炭火一夕文武錬三炷香

○五十　三仙丹

水銀匁　火硝匁　明礬匁　用栗炭一夕焙燥約十匁

第一　白玉膏

人中白匁煆　氷砂一分　甘石匁用消水煆二三次用

共研末麻油調敷一日一換用銀花甘艸水洗換。

○五十弐　小兒天泡瘡

用蚕豆壳燒灰塗上即愈

五十三

治蛇咬方

葉紙紅草搗碎圍傷處三次即消

乃毒五爪、龍草圍汁水吃二三次即消

五十四

八仙傳授方　治跌打損傷僵壓墜馬

千金世上難尋止疼止痛並神接骨續筋立應

不問外感為最那管內損傷仃八厘一服保安寧

須臾便得安命江湖上方煉授

五十五

上鱉焙王乳香去油王没藥王血竭王大半夏生用廿分
歸身廿分巴霜炒廿分砂仁炒廿分雄黄廿分炙甘水子廿分
共研细末收貯將大人每服八厘小童每服三厘用好陳
酒服立驗如神
蟾酥丸治疔瘡發背腦疽乳癰附骨臀腿等疽
一切惡症多瘡不痛或麻木或嘔吐病重者
必多昏憒此藥服之不起發者即發不痛者即痛痛者
即止昏憒者即甦嘔吐者即解未成者即消已成者即

潰真有回生之功乃惡瘡中至寶丹也

蟾酥二錢酒化 輕粉四分 枯礬一錢 寒水石一錢煆用銀罐火煆 銅綠一錢

乳香一錢 沒藥一錢 膽礬一錢 麝香一錢 雄黃二錢

蝸牛廿一個 硃砂二錢 以上各為末稱準於端午日午時

於淨室中先將蝸牛研爛再同蟾酥和研稠粘方入

各藥共搗極勻丸如綠豆大每服三丸用葱白五寸患者

自嚼爛吐於男左女右手心包藥在內用無灰熱酒

一盃鍾送下被蓋如人行五六里出汗為效甚者再進

秘授百方　三

一服候合時忌婦人雞犬見聞

〇五十六　對口瘡

甘蔗渣焙燥研末　白狗屎焙燥研末　和匀用竹管將布絹包一頭為

篩將藥篩在膏藥上貼患處或灸〻灸瘡膏亦可

貼之垂危亦愈　陳氏抄録

〇五十七　〇⿸疒善⿸疒貢頭方

銅青刃　松香半　蔥三根　草麻子卅粒

搗爛成膏青布攤貼俱出陳氏

五十八 又方 神驗

將蒜瓦上研極細末篩淨用雞蛋清調敷患處即愈

五十九

鯽魚仙方治對口瘡一切白色陰毒初起活鯽魚一个

生山藥一根與魚一樣長白糖和同搗極爛敷之神效即消

更治瘰癧初起亦神 婦人乳癰初起用臘糟同搗敷

上之散此係親試百驗

六十 治體氣方

田螺一个大者 巴豆一粒研碎 膽凡一豆 麝香少許研末

共前藥勻

将田螺用水養弍日去泥土揭起螺靨入凡豆香末在内以線拴住置磁罐中次日化成水将藥水以手自抹在兩腋下不住手抹直待腹内欲行却 住手先擇深遠無人坑土地去大便里糞極臭是其驗也以土蓋之勿令人知不盡再抹藥水又去大便次日用白凡 牙 蛤粉半 樟腦半為末搽之永絶病根

○又方

用枯凡 蛤粉 樟腦 工片 真射香 五味各等分共為細末以

糯米飯和藥搗濃做餅夾腋下數次臭隨餅出永不再發可
夾之餅須埋土內勿令觸人中

◎又方

用精猪肉二大片以甘遂末可摔上五更時夾腋下天明以
甘草煎湯服之良久瀉出穢氣即愈

◎六十二

退管方

用陀土末 白砒一厘 巴豆一粒去心 硇砂末五分 红昇藥一分
共爲細末和飯爲藥條式陰乾入管內再以膏藥貼之

○六十二

五汁膏治風痛不拘久近立时見效

姜 葱 韭 白蘿蔔各五斤打汁 菜子半斤打汁

煎成膏滴水成珠外加麻油東丹石灰收凍為汁多

加多汁少加少做成膏药貼愈 採抄本

○六十三

浮萍一粒丹

治左癱右瘓口眼喎斜 三十六般風並癩風偏正頭風

六洛水中七月十五日採甘蕩内紫背浮萍晒干為末細

篩煉蜜為丸如彈子大每日以黑豆淋酒一丸服过一日

立即為全人若須小風痞服二三十丸足矣附刻陰陽反注証

六十四

臌脹奇方

黃牛糞男用雄女用雌陰干炒為末每服一兩酒三碗煎一碗絹濾去渣吃三服愈甚危可救活職而思之並勿令病人知

六十五

天下奇方俗名猪羊顛風时常跌倒不省人事立見效

見凡煆红一両 魚膠切斷面炒一両 鉛粉炒黄一両 硃砂三錢

為末每日空心服三錢酒調送下

六十六

異授神奇膏藥方

通姜一斤　蒜頭一斤　大葱白半斤　槐枝一斤（截寸長向陽者佳）
川椒（去子并合口椒）　東丹二斤（飛淨）
光將丹炒（土紅袍亦可）黑用天泉滚水泡一次即去又天泉冷水飛六次晒干
用麻油四斤　右藥拜准入淨鍋内將桃柳枝不住手攪文武火煎
枯濾去渣再煎至滴水成珠方下丹攪勻待冷取起浸在天
泉内清水日取柳枝臨用不拘日再取數枝同攪煎時宜向
喜神方此方能治一切癰疽發背無名腫毒未成者貼之
即消已成者貼之即潰爛潰者貼之即斂其功抱腐生新

長肉合时須齋戒虔誠擇天醫日精潔修製不以藥
味之平易而輕忽之慎忽輕傳射利前一时忌僧尼婦
女孝服雞犬五形不全之輩慎之々

○六十八 瘰癧驗效神方

蟲肉石菖蒲不拘多少搗汁和酒冲服數次即愈

○六十九 又方

蝙蝠一个 貓頭一个 二味共煉成炭存性研末濕則干搽

○七十 治男婦大小頸項頦下耳之前後結核纍塊連珠瘰串不

疼不痛或破微痛皮赤潰爛久不收口近者一料收
功年遠者兩料無不全愈
真香梗芋芳十斤 用去皮者慎勿烘炒切片晒極燥
右磨為末以開水法丸早晚每服三錢甜酒送下如不吃酒者
米湯送下或吃燥片酒過亦可此法不用膏丹別藥予屢用
輒效勿以價廉輕視若將此方傳授貧人功莫大焉
此方並治活猴癬亦效
天下第一金鎗藥

之上

凡刀斧損傷跌蹼打碎敷上即時止痛止血更不作膿勝
于他藥多矣其傷處不可見水并製此藥普送同路
遠者一時難求故刻方廣傳之今亟筆之于書以所傳益
廣矣各鄉有力之家宜修合以濟急也

雄猪油一斤 松香六兩 面粉四兩炒篩 麝香一分 黄臘一兩
樟腦三兩研極細 冰片一分 血竭一兩 兒茶一兩 乳香一兩箬皮上烘去油
没藥一兩同上製 以上藥研極細將猪油松香黄臘三味熬化
濾去渣將冷再入藥末攪匀磁罐收貯不可洩氣為妥

七十二 西聖復煎方 凡治楊梅瘡後腫塊經年破而難愈

以至垂危百方不效用此如神 此方乃扶溝宣林僧傳殊效

棗肉 水煮去皮核 乳香 沒藥 兒茶 丁香 焙各一兩

阿魏 血竭 白花蛇 各五錢 俱為末 蛇出蘄州雖死而眼光不枯即真

白麪炒一斤 蜂蜜煉熟二斤 香油四兩 煎熟

右共一處為末搗千餘下丸如彈子大每用一丸土茯苓四兩

水四碗煎二碗入丸煎化去渣溫服 方出萬病回春

七十三 觀音救苦丹

金僧一分研末 白芨半不見火研 煅螺壳半煅 冰片一分 射香一分

右藥五味共研極細 專治一切疔瘡發背將藥摻入膏藥內上貼患處 出膿瘡蠟蝕消將藥摻入患處 不用膏藥收斂藥若亂加真川連半 蔥白湯洗雞蛋清調搽

齒

急慢驚風 朱丹溪仙方

歌云一半丹砂一半青輕粉 其功全在青蒿節

任地死去亦還魂 服時須用生人血母乳

秋末用青蒿節根內蟲為丸如綠豆大 兩歲服一粒

又方 一錢硃砂 五分雪輕粉 三分姜蚕 五分懺 全蝎頭足去净焙末

不拘急慢與驚風 調服靚狼竅與血乳

又五

八奇膏 又名神仙太乙膏

桂皮一錢 白芷一錢 當歸一錢 大黃一錢 生地一錢

木鱉子一錢 連殼 赤芍一錢 元參一錢

麻油一斤 将藥浸過夜用銅鍋熬成點水成珠者再将綿

布濾去渣油復放鍋內煎滾用血丹炒黑色用細篩篩出

脚水膏用 丹約一斤

五十六

烏金膏 又名黑龍丹 拔毒去腐之上品也

去腐肉不傷新肉最為平善 巴豆去殼新瓦上炒黑研爛所用

五十七

海浮散 此散去腐功少生肌功多平穩之品

敷此腐自去新肉自生此外科回生保命之靈丹也 予治外症全倚之

明乳香 沒藥 各等分 二味安箬皮上火炙乾為極細末敷

患處再貼膏此散毒盡即收口毒不淨則提膿外出

其功難以盡言

五十八

雷火神鍼鍼灸百病 一料合又根針灸各症列左

秘授真方

禿頭骨一兩（麻油炙脆） 蓽撥一兩 中等肉桂一兩 龍骨一兩

羌活二錢 防風二錢 梅氷一錢 銀珠一錢 水銀一錢

川烏二錢 艸烏二錢 母丁香半錢 當歸二錢（切片） 紅花二錢

猪牙皂二錢 廣木香二錢（切片晒研） 白芷二錢 當門射香

右藥俱研細末候用 真蘄艾一斤（不可下水干搓成白絨色細軟為度） 再桑皮紙

二十八張每根用四張兩張一層攤在桌上再將艾絨鋪在

紙上如鋪棉花式 再篩藥末于絨上轉成爆竹樣

越緊越好 再托炮店內代搓堅緊再將烏金紙糊封

又將红绿绒札緊一時烘干不可受濕受濕药毒不效

每時擇用黄道日人神所在之處不針庚日不針用菜油一盞他油不用

灯心又根点着燒針通红又將捫青布又層攤在病所再

將燒红針放上慢熨使药性入内其病自散

若病人怕針热氣可將針边互熨若不針速其病難愈

所針之病開左

氣臟水臟針肚皮瘖塊上針塊痛風漏肩風及腰痛皆針痛

處鶴膝風針膝上火瘡火咳寒痰氣喘名哮症俗云醎油病

[illegible]

皆針背後肺俞穴 以上之病 針後須用將風氣膏藥

一張上撒阿魏末及發散末藥貼之再無不效發散藥末

開後再燒針時默唸咒曰此非凡火此乃三昧真火針

天天開針地地裂針山川草木不生針人身百病消除 吾奉

太上老君急急如律令勅 念此咒三遍

發散末藥最靈驗 凡百用得著每逢腫毒初起一帖即愈

五十九

蝎尾 五条 洗淨晒干研 甲片 五分 砂研 當門射 寸 中等肉桂末 五分 將者更妙

乳香 二錢 去油 沒藥 二錢 去油 南星 一錢 草烏 一錢 川烏 一錢

火硝一兩　雄黄五錢　銀珠五錢　硃砂五錢　蔥薑一兩

共研末極細　磁瓶收貯　黄占封固　勿走氣　臨時取用

腫毒及癰惡瘡　用此拔膿藥最靈

八十

白芨一兩　康青五錢　枯礬五錢　輕粉一兩　鉛粉一兩　青黛一兩

有昇藥加二三錢　若無昇藥可用去油杏仁十四粒

乳香去油一兩　沒藥去油一兩　入草麻子肉一兩　同藥搗千鎚　越搗越好

磁瓶收貯所用

八十一

拔膿長肉方真妙

八十二

昇藥半 滑石研錢 淨珠砂半 氷片三分 共研細末磁瓶封固

生長肉方 又名小八寶 又名玉霞丹 此藥能長肉 要膿水清方可用 作刀口藥亦效 每逢潰爛用此藥吹之

爐甘石羔 研退火 錢 硃砂七分 氷片三分

共研極細末磁瓶收貯 黃占封口 臨時取用

八十三

萬靈丹 內科治傷風重感 外科治一切癰疽等毒

俱用連鬚葱白搗濃和酒化服三二丸

蒼朮 泔浸三日土炒 錢 麻黃炒錢 首烏炒錢 明天麻炒錢 川芎炒錢

石斛炒錢 全蝎去頭足酒洗 [illegible] 錢 当歸洗炒錢 細辛炒錢 荊芥炒錢

防風炒一两　羌活炒一两　甘草炒一两　雄黄五钱 水飛三次　珠砂五钱 水飛三次
川烏一两 面包煨　草烏一两 面包煨
共為细末煉蜜為丸如彈大將前珠砂為衣晒干一丸
約重一钱

八面

治喉州方 名柳華散 治喉瘡并口舌生瘡走馬牙疳喉內諸症
真青黛一两　炒蒲黄一两　人中白一两半　冰片一钱　硼砂一钱
兒茶一钱　明雄一钱　大梔子二个 晒研　薄荷葉一钱　枯礬二钱
共為细末磁瓶收貯黄占封固取吹患處極效
並……送……各……

八十五　治喉閉方

白丸五分　西牛黄一分半　氷片四分　射香五　黄連六分

山豆根五分　陰干大青魚胆三个

共研細末瓷瓶收貯黄占封口臨時取吹患處

八十六　又方真效

青梅子十个重塩醃晒干收于瓶内候霉天取樹邊尺許之高

處蚯蚓五十个放在醃梅瓶内任其化水梅陰干听用

每逢喉痛取一枚含口内含之又吐水嚥下喉無礙含之梅

作痞一梅含一时辰不可含即吐此方頂好

八十七

金鎖匙 治喉腫双单鵝喉毒等症 但逢喉中黑色其症必重

將黄連 四分 西牛黄 三分 赤芍 四分 尼腦 三分 制遍硼砂 七

血竭 四分 雄黄 四分 兒茶 七 乳香 去油 四分 没药 去油 四分

天竺黄 四分 山豆根 七

共為细末磁瓶收貯每逢喉症吹之甚效

八十八

銀鎖匙 亦治喉症

射香 一分 硃砂 四分 乳香 去油 四分 没药 去油 四分 天竺黄 四分

秘授百[illegible]

山豆根五 牛黄五 製硼砂八分 雄黄四分 牙硝二分

共為細末磁瓶收貯黄占封口臨用吹患處

青龍丹大有神功

○八十九

鴨嘴胆凡五 入大青魚胆内陰干為末再入熊胆三分 冰片三分

牛黄三分 共為細末每用少許吹入喉中甚妙 此乃秘方

○九十

治牙疳吹口藥

西牛黄一分 浄雄黄九分 製硼砂五分 冰片三分 雅川連廿

硃砂四分 射香二分 共為細末磁瓶收貯黄占封固 取用

九十一　又方

真川連 三分 晒干研　月石 三分　兒茶 四分　浄雄黄 一分　薄荷 三分

枯礬 二分　大梔子 七ケ 焙脆　研極細末　大梅片 弐分　黄柏 廿分

銅青 一分　人中白 二錢 煅　青黛 二分

共研細末　磁瓶收固　吹口最靈

治牙痛神方　應驗多人

九弐

樟腦 半錢　薤葉 二錢　薄荷葉 二錢　荊芥 一錢　防風 二分

黄連 一錢　山豆根 半錢　皮硝 半錢　花椒 二分

右藥將水拌匀放在無油膩小鍋內上以淨碗蓋覆碗邊用
墨紙糊嚴緊又用石羔末撒在紙糊上再用干黃土蓋沒其
碗鍋底用火熬灰蓋炙二个时辰但鍋底火不宜大亦不可小須
如法製度此藥昇在碗蓋上如白霜鎗刮下磁瓶封固
擦牙爲第一仙方可惜不能留久留久則自昇化爲烏
有

○九十三

牙痛神效方

黄柏末半 兒茶半 胆凡八分 大梔子燒研七个 枯礬半

龍骨四分　血竭四分　冰片二分　人中白煅　赤硼砂五分
川連四分　月石四分　薄荷七分　淨硃砂四分　蒲黃五分
明雄二分　青黛一錢
共研細末擦患處要硼龍收熔蠟封固勿走氣

九十四
固齒止痛膏方
石羔生半熟半　明凡生二錢熟二錢　共研細末擦牙去老永不齒痛真仙傳妙方

九十五
喉風舌大如腭登時不救即死
冰片一分　火硝三分　胆凡貳分　蜈蚣一分　姜蚕七分　硼砂三分
此[illegible]方

共為細末吹之即愈

九十六 又方 舌卒然腫大咽喉閉塞即時氣將絶

用皂角不拘多少以新瓦焙变红色放地上候冷研末將病

人撬開牙叢以藥擦其舌即活

九十七 又方 舌無故出血如泉

槐

槐花炒為末擦之即止 出壽世保元篇

九十八 又方 舌或長出用冰片敷即收

九十九 又方 舌或脹出口 俗云蜆蛇毒出土金方

百草霜和酒塗舌上立瘥

重舌 又方舌腫者

百草霜與鹽等分爲末井花水調敷即消

眼

治時氣眼方

甘菊各生地一錢 谷精草各木通一錢 白蒺藜去刺各防風一錢

荊芥穗 川芎各 蟬蛻去翅足八分 赤芍一錢 生甘草六分 車前子一錢 有鮮者用葉二顆

桔梗一錢 洗淨 又翠葉十張 灯心草 飯後服 二劑即愈

若有翳膜加去節木賊草一錢 如果痛甚 甘草用八分加薄荷八分

[illegible]

大梔子炒研末 連翹去心 等 再痛者加生薑半斟酌用之

○方又 治手足痛瘋試驗多人

蠶炙蝦綿著方 酒炒當歸方 防風方 肥牛夕方

嫩桂枝全 酒炒嫩桑枝同、就眼同同 將酒十注

夏布盛藥浸酒内又日再將浮瓶安鍋慢〻優〻火煮一炷香

取出退火氣次日飲之 若是手風飯後飲 足風飯前飲臨睡

亦可飲 不善飲者吃一盃 會飲者飲二三盃 但此方常人亦可

服有益無損 能補氣養血去風 大有益云

〇フヲ三

黄水瘡方　（此々患黄水不干用此方甚效，凡患瘡者皆因温々氣所致）

白芷二两　樟腦二两　雄黄一两　血丹二两（水飛三次炒）　松香二两（葱煮化）

右葯共研末，麻油調稀糊式，搽瘡干了又加稀葯，不可洗。

數々加葯自结痂而愈

〇フヲ四

治癬真驗方

羊蹄草根洗净一两　搗濃入洋糖一分　搗匀用夏布包搽　要

在月初搽過初十出頭　向内搽不效　但羊蹄艸同牛舌艸一樣

不過大小之分　但牛舌艸（印土大黄，總名牛舌艸）　徽呼蝦蟆酸　羊蹄艸葉小根帶红黄色

[illegible]

又名馬齒莧冬月不凋 恐怕苦甚甜故粒少許誘其食也

○号五

○治小便 但小便不便通輕者此方即通

赤苓三錢 連翹去心一錢 梔子八分 麥冬去心一錢 木通一錢 大黃八錢

鮮新車前草 或顆

若無鮮者用車前子一錢代之服二三劑即愈如重者二日

不通不治防死此外古法用田螺二三个去殼納冰片五厘將田螺

合在臍上互換候通即止常服前方更妙

大小便不通甚者用田螺加鹽少許搗爛敷臍下一寸三分

武當脩數之神效云爾

○又六

○治尿血 痛爲血淋 不痛爲血尿

蝦蟆草十顆洗淨搗汁沖次空心服或用淡豆豉一撮煎湯服或剉竹茹一大團搓濃水煎服但蝦蟆草即是車前草徽呼官司草新鮮者佳

○又七

治白濁 又名滑精

用鮮新翳草洗淨和酒盈大一大團搓濃酒沖服一二次即愈 其草各處荒地皆生採藤不但治濁兼治目中翳膜

〇男八 治龟頭腫爛 用馬鞭艸煎水薰洗即愈神方
男子陰囊大如升核疼痛用馬鞭艸搗濃塗之即愈

〇男九 治陰囊痒 花椒壬煎水洗再用黄柏枯凡甘艸各壬 為末 用猪胆搽二三次愈

〇男十 治龟頭生瘡 甚至於臘爛如花 用滕黄磨麻油搽之久而自愈

〇男十一 治陰丸燥作痒 毛際肉内生瘡如粟 或红或白痒不可忍用白果仁嚼爛频々

搽之自除 ○又方用百部將好燒酒浸透即將酒搽之神效無比

○百十弍 又 方 名八脚虫 又名陰虱

用槟榔煎水薰洗即愈 或用烟油調雄黄搽之亦妙

○百十三 治大腸脱服方

當歸七分 防風七分 白茯苓八分 熟地半 白芷三分 甘草三分

炒白芍四分 炒山药四分 黄芪三分

共用燒酒浸一宿以瓦罐煮熟取出曬乾爲末再用糯米

半合猪大腸五寸一段洗淨將药末糯米拌勻同药末裝入

秘授良方

腸内兩頭扎住以清水煮熟空心食之立效

○三十四 又方

用五倍子三錢白凡一撮水一碗煎湯洗即收

○三十五 又趙氏方

用田螺一个去掩入冰片五厘取此水用鴨毛蘸水抹上即收永不再發

○三十六 治大便不通裡急後重皆可服

枳殻麸煨一錢 歸尾二錢 瓜蔞仁二錢 大麻仁二錢 槐米一錢

生地二錢 地榆二錢 木通一錢 桃仁一錢 查肉二錢

赤芍二錢 檳榔一錢 青皮五分 製厚朴八分 神曲一錢

共十五味煎將再入廣木香四分滾一二滾服又用生芝麻一撮

過藥服一二濟即愈 腸紅亦可治

○又 治腸紅法 壬寅秋試驗 兼治紅痢久而不愈者旦戌治之神效

用桂元肉三枚每枚包雁蛋子即苦參子又粒溫水吞下 每次吞廿枚吞至二三次即愈

○又 治便血不止

用陳臘肉骨燒灰存性爲末每日將酒送下二三錢

○又 不染楊梅瘡方

用陳臘肉骨燒灰存性 三钱 浄雄黄 一钱 二味為末 分作三次 三日将湿送下 永不染此瘡

◎弄

鉄布衫治形拷無虞方

山甲 二钱 炒胖 防風 五钱 楠樹皮 三钱 鴉片 八厘 归尾 五钱 甘草 弍分

共為末臨刑时将酒服三分 任形拷打定痛 倘不拷打

用甘草濃湯解

◎る也

治杖瘡潰爛

用乳香煎油搽之 其效如神

◎コサメ

杖瘡膏

血竭一錢 兒茶一錢 乳香一錢去油 没藥一錢去油 輕粉一錢

龍骨各一錢泥包火煨 共為細末用雄猪油一兩熬去渣再將黄蠟一兩入

油内溶化離火下前藥末用桃柳槐條攪勻做成膏貼

如受掌嘴巴重傷頰用生精肉貼要新鮮精肉切片貼干即换

○第廿三

又方 鐵布衫 治情不由己事出不測受害一身重刑難逃 当預服之受形一痛亦宜保命

自然銅一兩煅紅醋浸七次 當歸一兩酒洗 無名異洗去浮泥 木鱉子去油搽壳土炭焙用肉一兩

乳香一兩 蘇木一兩 没藥一兩 地龍去土晒干一兩

以上八味為末煉蜜為丸如雞頭菱子大每服三丸預

和投前方……

用白滾湯送下縱非刑辱拷打傷亦宜　三

〇哥

跌打方

生地一錢　杜仲一錢　青木香一錢　當歸二錢　草烏四分

真川烏三分　苡仁一錢　五加皮一錢　紅花一錢　桃仁一錢

紫荊皮二錢　蔓荊子一錢　青風藤一錢　牛夕一錢　老君鬚一錢

杏仁一錢　大茴一錢　劉寄奴一錢　丹皮一錢　吐血加廣三七一錢

頭傷加川芎四分　手傷加桂枝二分　腰疼加杜仲一錢

身傷加羌活八分　脚傷加牛夕一錢　此方治跌打損傷之十昔吐

血服之神效或酒服亦要活冲服盖被出汗为要 或合末药另服亦可 用好酒送下

〣廿〥

○又方名二仙传道

用白木槿树根皮两 地骨皮两 活血作二次服盖被出汗为妙

〣廿〦

○又方

不拘打破跌破所新鲜凤尾草 不见水 搓烂捣烂贴患处

三五日全愈如神

〣廿〩

○○专治金刀损伤跌打骨断筋折血流不止服之立效 教师所传

净硃砂 二钱 乳香 去油 二钱 儿茶 二钱 射香 一分半 没药 去油 二钱

红花各　冰片一两口厘　血竭分

右药共为细末每服七厘烧酒冲服如伤重再用烧酒调
药敷患处或食啤割断不用雞皮蒄急用此药末
干涉伤处之时定痛并治一切无名肿毒此方传自军
营凡打杖受伤者每有起死回生之功两粤将此方
调治闽欧诸重伤者而致如神视铁扇散更捷
窍切念药既平淡配合甚易既救人生且免讼端愿
同志共当之以互传世也

〇子廿八　金鎗鐵扇散

乾隆丙子歲十月既望陽曲縣民張成喜刀傷李登雲左耳根深入寸許又傷項頸橫長三寸血湧仆地殞命邑令楊驗畢將去或曰心猶溫令乃顧衆曰諸能爲予救活者乎有士勇曰僕但治法與人異若敷汝以扇之令乃憶太谷縣民有割腹腸出數寸者醫士盧福堯治而愈其法亦如之乃問曰汝藥得非盧醫所傳曰然遂令敷藥扇之須臾血止俄而蘇呻吟有頃越日痂結

經旬霍然愈余問之喜甚因命小民詢狠衆書事所附有
若療以良藥則訴全實多是以欽須洗究錄載有良方
仰見
聖主矜恤民命無微不至余膺於向命職在撫
綏凡可登民衽席者敢不仰體
聖慈多方補救今
盡醫方藥起死回生屢效于世則流播豈容或緩因招
之喻以故渠以托業於此靳未與余曰苟可拯民之厄
雖酬不多金不惜又伊乃喜諾且曰雍正年間得之
塞外偏衣年來救治良多因令照方修製遇傷輒

試皆效爰厚贈盧醫刊其方以廣救濟云方列於左

象皮 半 切片用鐵節焙黃色以干為度 上白龍骨 半寸 柏香 可 即松香中黑色者是

老材香 可 山陰等處云漆民間棺殮用松香黃占塗於棺內數十年後另扦葬者去舊換新取棺陳者是 然云此物以多年陳石灰代換內者更好

松香 可 與寸柏香一同溶化攪勻傾入冷水取出晒干

飛凡 可 將凡入鍋內熬透成飛凡 以上六味共為細末羅篩

瓶中 如有刀石破傷用藥敷傷口以扇向傷處搧之立

愈 忌卧熱處如瘡發腫用黃連水雞毛蘸塗即消

撫晉使者長白明德識

〇百廿九

護心丹

白占可人参 七 洋参 党参 高麗参 皆可用一錢 威靈仙 七

白蚯蚓 十 去泥焙灰 赤芎 一錢 焙存性 自然銅 七 火煅醋淬 山羊血 四分 酒淨珠砂 十 為衣

右藥為末同元眼肉可搗爛為丸如梧子大每服一錢

〇百卅

痧藥方 效驗如神凡人昏憒吹入鼻中即刻蘇醒 真活人之寶也

水飛淨明雄黃 一錢 水飛淨硃砂 一錢 淨明礬 十 射香 四分

冰片 三分 製硼砂 十五 西牛黃 二分 火硝 一錢 細辛 七

皂莢灰 七 金箔四十張 五月午時淨潔研為極細末磁瓶

鼠貯黄古封口臨用吹入鼻中 男左女右

○又廿 治痧氣单方

每逢三月初三日連根葉花蕺菜拔来不洗陰干逢發痧煎水服

○又廿弌 絞腸痧乾霍乱

明礬手 陰陽水冲服立效 熱水冷水各半名陰陽水

○又廿二 羊毛痧最利害不治即死每逢發此痧格外難過

須看前後心並週身有紅黑點針挑出有白羊毛者是

[illegible]

秘授良方

用好滴花燒酒和膏麩做成塊在前心窩內重擦出白羊毛末毛盡爲度　有等羊毛疔亦此症也

脚上臁瘡真妙方　神效多人此方重價覓來勿輕視　不與不傳

花青淨末　淨柏末二兩　乳香去油二錢　沒藥去油二錢　銅綠一兩　血竭錢

兒茶二錢　黃占二兩　白占二兩　芦甘石二兩　用三黃湯煅淬　黃連黃柏黃芩名三黃湯

淨蚕砂一兩　黃連一兩　百草霜一兩　輕粉一兩　松香一錢　葱煮

鉛粉一錢　煅黃色水飛　桐油一兩　麻油二兩　臘八取雄猪油一兩　鳳凰衣錢

先將前藥研細末再將猪油熬化去渣再入

蔴桐油同熬再下二占熬匀再下柏末松香以柳木攪匀候油溫
再下前藥末攪匀成膏放在陰涼處退火氣用每逢臁
瘡血風用銀花甘草湯洗淨其瘡再用藥二才用油層油帋
夹藥捺扁再用大針藥掉針眼使藥氣入內將拔出毒水每
日洗一次若去甘草銀花湯溫溫茶亦將洗 洗淨再將膏藥
上拔出毒水揩淨仍貼換要日日洗膏藥不必換過五日再將
膏藥翻一面又掉針眼又貼此膏藥能拔毒又能收口總要
戒房事燒酒發物惟婦人貼此膏總要月期過後貼

和枝[illegible]之

若先貼之愈八九分日期一刻仍舊化洞訪以戒之方事

要緊但逢肉臁外臁之変只有夷帝膏紅千鎚 鯽魚

挑洞等膏可貼除此不将貼

○三十五

紅千鎚膏専治脚工瘡開列于左

松香両 乳香半 没薬半 銀硃半 漂浄血丹両半 炒紫色

血竭半 兒茶半 白占半 草蔴子肉両

和前薬共搗極濃研細收攤用

○三十六

玉紅膏専治悪瘡已愈不能收口用此最效

小兒血衄生甘草五分白芷五分歸身一分

白占一兩紫草五分共研細末將麻油一斤與藥同熬成膏

臨睡時貼

○畫

何氏治瘋犬咬經驗神方屢驗

瘋犬之毒傷人最慘而治之者皆本方書或有不效爲害匪淺今得同湄秘傳屢試屢驗其效最神並無禁忌凡遭此症之日之內遵法製合萬無失悞

方列于後若咬衣者二十日再服更穩

和杯両

西滑石一両　小茴香一両　真珠砂三分　肥灯草半　生甘草伍

馬錢子二个 不制右　用一劑取淨水一大罐煎服代茶時刻飲

再用水藥二劑

川連廿分　条芩各　鮮銀花五分 干者代六分　黄栢八分　歸尾五分

西滑石一两　陳皮八分　生甘草五　木通五分　右藥稱准方效

○又方

用蚯蚓糞泥和水研裹

○又方

用蕃薯葉搗爛敷上即愈

◎再 又方

用雞腹下絨毛貼之去患

◎邑 又方

用水鱉子切片瓦上炙炭存性研末撒上二三日可收功非潰爛日久半月收功

◎彖 又方

將瘋犬打死取其血和老酒沖服取犬心以酒煮服亦效

此神方不必服他藥並忌口未試

此[illegible][illegible]方 [illegible]

○一〇三　人咬傷方

以熱尿洗去牙黄瘀血以蝉酥丸塗孔口或嚼白菜塗之

○一〇四　又方

咬傷指急用人尿將指浸内一夕即愈如爛以刺帆邑殼燒灰敷之

○一〇五　又方

人咬中毒用生栗子（風干者可用）嚼爛塗患處其毒自退

食生栗更妙

○一〇六　又方

用溏雜原塗愚姿手刻上痛不作瀉

○痢

山陰倪涵初先生治痢疾神效奇方 瘧疾險症病源雜細述

初起煎方

川連去芦一錢二分 条芩一錢二分 白芍一錢二分 查肉一錢 檳榔八分

陳枳殼八分去穰面煨 青皮八分去穰 紫厚朴八分去皮姜汁製 當归五分 甘草五分

地榆五分 桃仁一錢去皮尖研 紅花三分 木香二分遲入

水二碗煎一碗再下木香一滾空心服此方或紅或白裡急

後重身熱腹痛者俱可服 如孕白去地榆桃仁加

橘紅の分 木香可用八分 如滞泄甚者加酒炒大黄 弱者六分服 強者壱戔

一二剤仍除之 若一剤滞泄已除不必再剤矣 右方用之于

三、五日神效 用之于旬日亦效 十日半月而則当加減矣

另洋加減方於左

川黄連酒炒八分 青用の分 条芩酒炒六分 生用の分 大白芍酒炒六分 生用の分 査肉半

青皮の 橘紅の 檳榔の 甘草炙三 生三 桃花粉六分

当帰七分 地楡の 紅花三 木香四分 另包泡下

水二碗煎一碗 空心服 如延至月餘日久 覚脾胃弱

而虚滑者法當補理　方用于左

川連 六分 酒炒　條芩 六分 酒炒　橘紅 六分　大白芍 四分 酒川　當歸 四分

人參 七分 黨參可代用一二　白朮 九分 土炒　炙草 七分　依前方煎服　治婦 婦

患痢有胎者去紅花　桃仁　檳榔　厚朴　青皮　以上三方隨用輒

效　其有不效者必先服參朮太早補塞邪氣在內久而

正氣已虛邪氣亦甚纏綿不已欲補而澁之則助

邪欲清而疏之則愈滑遂至于不可救藥雖有奇

方無如之何則溫補救之也鄙理妙論古今治痢皆曰

[illegible]

[illegible]

熱則清之寒則溫之初起熱盛即下之有表症則
汗之必使表濈即可下之此五者舉世信用爲規矩
準繩不可易也惟予從此五者只有清熱一法去忌以
即犯四大忌不用也大畧詳解于左一忌溫補瘟之爲病
由於溫熱蘊積膠滯于腸胃中而發也宜清邪熱
導滯氣行瘀血其病即除若溫補之閉邪在內難
愈也二曰忌大下三曰忌發汗四曰忌分利所忌之
理雖以盡述宜戒之爲妙

학질

又治瘧疾奇效三方

瘧之爲害南人患之北人尤甚弱者患之强者尤甚雖不遂至傷大命然不治則發無已時治之不得其道則惡邪内伏正氣日虚久而久之遂不可藥余所定三方甚爲平易活奇絕不入常山檳榔等劫劑且不必分陰陽瘧一二三日及非時瘧人無老幼病無久近此三方不用加減惟按次第服之無不應手而愈也

第一方

和朴[illegible]方

陳皮一戔 陳半夏一戔 薑製 白茯苓一戔 威靈仙一戔 柴胡

蒼朮八分 甘浸土炒 黃芩八分 青皮六分 檳榔六分 厚朴

炙甘草三分 神曲一戔 查肉一戔 薑三片 河水一碗 井水一碗 煎至九分 一

碗饑時服 如頭痛 加白芷一戔 此方平胃消痰理氣除濕

有踈導開發之功 受病輕者兩劑 若三劑後病勢須

減而不愈者 必用第二方 服三五劑

第二方

生首烏一戔 陳皮八分 柴胡八分 白茯苓八分 黃芩八分

炒白朮 一錢 威灵仙 一錢 當帰 一錢 秦艽 一錢 炙艸 二分
鼈甲 一錢 錯炙脆研 姜三片 河井水各半盅 九分 加去灰陳酒半盃空
心服 如此多服二劑 去妨身体過弱及有餘之象
可服

第三方

人参 一錢 党参二錢 當帰 一錢五分 蜜炙黄芪 一錢五分 炒白朮 一錢 陳皮 八分
炙甘草 三分 柴胡 八分 升麻 四分 首烏 一錢 炒知母 一錢
青蒿子 八分 麦芽 一錢 姜二片 黒棗 二枚

秘授良方

水二碗煎九分一碗半飢時服

○日の丸

久瘧全消方

威灵仙 醋炙蓬朮 半 炒麦芽 両 生首烏 方

黄丹 半 金毛狗脊 半 燎浄毛 青蒿子 半 山甲 半 水煮切片炒成珠

鱉甲 一両 醋炙脆研末 此二味加 雞肶皮 半 炙脆研 外用山藥粉 両

飴糖 一両 加水一小碗蒸糊搗藥丸如菉豆大每半飢時姜湯送下

二三丸處暑後冬至前或間日或非常時纏日久須治瘧

母余常酌定此方服不半料遂全愈收功若是寒瘧用

胡椒七粒研碎撒膏藥上貼肚臍或貼背心肺俞穴試過效驗

○三百廿　痢疾試驗神方

用新鮮胡桃葉洗淨十張　仝冰糖一兩　橘餅半个

煎湯服二次即瘥

○三乙　又方

不拘陳茶葉四　煨姜二片　煎服

○三百戈　又方

紅曲二兩　查肉二兩　六一散半兩　同煎服

○又五二 又方

紅曲三钱 查肉三钱 淡干姜五分 同煎服

○又五三 ◎◎又方

毎蓮各五日將田肉白菜菔菜菔常菜菔並泥拔棄不
可洗攤在屋上任他日晒夜露風霜雨雪打候到四十九
日取下陰干煎服治痢並治喉痛火症瘟疫皆可並服

○又五四 ○合藥茶方 五月五日午時靜室修合

紫蘇両 枳殻炒 青皮去 陳皮両 查肉両 麦芽両

厚朴一戔薑製 防風五分 神曲一戔 蒼朮五分 木通五分 羌活五分
獨活五分 製半夏一戔 砂仁五分 川芎五分 草菓三分附一戔
茱萸子五分 檳榔五分 荊芥一戔 赤苓五分 干姜一戔 茶葉末弍ケ
共研細末 傷風頭痛於感 葱姜煎服 痢疾孕婦忌服

一百六

蛇咬方

取白菊花根洗淨三四兩搗濃酒冲服渣敷傷處

一百七

又方 治土塊蛇咬

用生芋頭搗濃敷傷處 如已潰爛 加生石羔少許苞

秘授下方

芽頭出牙者多物

[illegible] 又方

用烏桕嫩葉 旱蓮草 白扁豆藤 雞母竹藤 偏名金丝草 煖模各洗淨

共搗濃敷患處 但蛇最怕烏桕樹皮白鳳仙花 多年達

春天取烏桕樹初發出紅嫩牙葉取來陰干備用

[illegible] 又方

用馬兜鈴根子煎服

[illegible] 又方

用井花水洗淨傷處用雄黃調搽 再用活冲雄黃服之

三乙 又方

用五靈脂三錢雄黃半錢為末活調服渣敷患處

三貳 又方

用鳳尾草搗爛敷患處

三三 又方 治火赤練蛇咬最毒不依方治防死

用活蜈蚣一条搗爛活冲服 如無活者用干者代之他方雅效

三四 治十三種疔瘡

秘授首方

初起增寒作热恶心嘔吐伴麻木瘡痛非常心煩作躁

甚者昏憒急宜服之（名七星劍）或蟾酥丸方出外科

正宗故不錄此覧之便曉　此疔瘡之要藥也

○至奇

○又方

凡疔瘡初起飲真菜油一鍾即可保性命之寶

○又方

用鳳尾艸撒疔不拘多少將之令打敷上疔即出

○至妙

又方

明礬三錢　葱白七根　二味搗爛分作七塊　每塊以熱酒送下
服完即將被蓋出汗　如無汗再飲葱頭湯一鐘助之
少頃汗出如淋　其病若失　此方不但治疔　諸惡瘡亦可治

○又　又方
取白菊花根洗淨三四兩搗汁冲酒服　渣敷患處

○又　治唇疔方
用大蝦蟆一隻　取肝一片貼之立消

○又　對口疔方

用白菊花四甘草五 煎服卯時疗消此化方也 滾煎渣再服

○羊羊毛疔方

初起發寒熱頭痛作嘔極不將遍身生有紅黑點點

內有羊毛其毒最易攻心難治不宜吃表藥一吃表藥

即死須將心前背心遍身細看有紅黑小点將針頭

挑点內此窩針起窩亦起者不是如窩不起者將針

尖插入窩內去紅血出即是急將原針眼內頻頻挑出

白羊毛末再取亮銅鏡一面向心口連連撲數十下有毛隨

鏡光而出者再用紫苑地丁煎水洗再用燒酒搽々洗

水拌成塊在心前揉々羊毛

但前方治羊毛疔即令此症
是用滴燒拌々蕎麪揉

日又壬

治红丝疔

先將婦人扎頭髮油绳扎住红丝盡處切使攻心々々難治

再將針挑斷红丝用荔枝肉貼疔頭々々換之其拔

盡毒氣去红丝爲度

日又弍

又方

將針挑斷红丝用多年爛糞坑上木燒灰研细和

餳糖拌塗疔上頻頻換

又十三

治人中疔

用荔枝肉和溏鷄糞搗濃敷

又十四

治蛇頭疔

每逢手指作痒麻木必生蛇頭疔早用燈心燒爆之又次其毒可散　若生蛇頭疔用雄猪胆一个入雄黄末三分套指上換三个便愈

又十五

疔瘡走黄急救方　敢猪和狗肉生吃食之即生疔瘡　居家謹戒

凡生疔瘡切不可吃葷吃葷難治

疔毒走黄頭面發腫毒氣内攻煩悶欲死者急服疔毒復生湯

牡蠣八分 山梔八分 銀花八分 木通八分 連翹八分 乳香八分去油

沒藥八分去油 牛蒡子研八分 角刺八分 花粉八分 大黄八分 地骨皮八分

酒水各半煎食遠服 若脉實便秘加朴硝酌用

又方

急用芭蕉根搗汁服之立救屢驗

治癰疽金麺散 治陰症一切腫毒

五倍子一兩 生南星一兩 生半夏一兩 白芷一兩 白蘞一兩

[illegible]

川烏可艸烏可 廿為末加楡皮一撮或湯或醋調塗患處

中當一孔藥干便換 陰瘡使發為陽瘡

○ヨ字八

治癰疽鉄箍散 治陽瘡一切腫毒

川烏 艸烏 乳香 没薬 五棓子 天花粉 白芨 生大黄

生南星 生半夏 各等分俱為細末加楡皮一撮醋調或湯

塗患處中當一孔藥干便換

○ヨ字九

瘡薬方

蒼耳艸 五根 金銭艸 可 青松毛 因 廿泥海藻湯洗瘡 三五次

但孔生瘡發物儘吃板油煩 红棗淡吃更妙 此方第萬

治臁瘡疥瘡方開后 硫黄工木通工梧桐工以

工味俱不见火研為细末用青布包擦脉及手心即愈

〇又

又一奇方各疥瘡一掃光真效驗

硫黄可 红信 工 铁屑粉 工 艾 半斤 将前三味研细末和匀

葱汁調药 不乾不湿 攤在净碗内用磚两塊架空将药

碗覆復架上中间用干艾点灼慢慢熏药干取下再研

细收磁瓶内條一年用 即去火气 每逢生瘡用末三分磨

枝下方

油調稀放于手心内和手合擦々出藥汗未再睡只可鼻聞不可入口但式擦三夜用藥九分擦了二三夜當身瘡住頸第三の夜作囊工洮湿出膿窠雖過切不可洗第七六夜濃囊干已第九夜一掃精光真心方

試驗多人

又方治膿窠瘡

乙

用柏木燒油待冷擦瘡六試過

又方

石菖蒲二匁　研碎鋪席下睡

又方

若膿窠瘡潰爛用麥麩攤席上睡

○又方　坐板瘡

用烟膠一兩　明礬一兩　硫黃一兩　花椒一兩　雄黃一兩

共研細末用香油調敷

○又方　健步散　合此藥末撒鞋內走遠路腳不起疱輕松快爽　婦人腳痛亦可用效

防風一兩　白芷一兩　川芎一兩　細辛一兩　共研細末磁瓶收貯備用

○又方　○刀口藥方　不但刀口每逢潰爛及火毒皆驗

取鑄銅的破罐罐口文一个買一百个未係係的年研研極

秘[illegible][illegible]方

細末藴蝕備用　刀傷石損跌破出血用此藥

末撒上包好本日即愈而不水無礙此桃花散通捷

○[illegible]　結乳方

護千金橘十个陰陽瓦炙研末酒沖服

○[illegible]　又方

用蟹脚尖陰陽瓦炙研末生酒沖服

○[illegible]　又方

雄鷄脚雞脚一付炙脆研末酒沖服

○又

又方

用鰉魚脊工剃不見水晾干炙研末、硬而不軟加青皮、

研末沖酒服孚歸不用青皮

○ヨ年

治監肉

用鮮鰉魚腮边鱗貼 若不出鰉魚之處可託出鰉魚處朋友代收水浸軟、亦可貼

○ヨ乞

治鉄炭入肉

用精肉可和洋糖、搗爛敷頻敷自出

○ヨ九弍

治楊梅瘡仙方

[illegible]

取白花商陸根一科洗淨擣濃汁沖服 紅花者有毒不可用

但服此藥須煮稀粥一手隨身帶至空野無人之處候腹中瀉出白魚凍或瀉〻尽為度 廿瀉無力可吃稀粥甚效

○又方

又治楊梅結毒方

五加皮五錢 木瓜三錢 桔梗二錢 地骨皮五錢 白鮮皮五錢

升麻一錢 牛夕研三錢 白丑末五錢 黒丑末五錢 土茯苓四両

水五碗煎二碗作二次服 此方可服二三劑

○又方

金蟬脫甲湯 治楊梅瘡不拘新久輕重皆效

用将酒五觔大蝦蟆一只浸酒内封固煮两柱香退火氣病

日儘量吃盖被出汗為度次日飲量之一半酒盡瘡愈

並治楊梅瘡毒筋骨疼痛諸藥不效服此酒七日除

不許見風為要忌口戒事百日可絕根矣

惟楊梅毒不但將嫖所生如遇生此毒之人糞坑上所染

更法為商之人記識

〇一九十五

治九種心胃疼痛

病發时用艾葉十片搗碎在銅勺内炒燥用箸不住手撥

再將不着水鹽滷半酒盞傾入焙干倒出研末用热燒酒
一盞送下俟腹内响或降氣或吐出清水即愈
此葯須現製現服隔夜即不效忌見鷄犬服後須戒
茶及鮮肉三日必瘥愈後每逢初一十六鹽湯吃一服永不
再發吾母太夫人生余之時得此症歷久不愈遍覓医方
未獲其效余立愿如應手奏功而不再發者当公之
大衆庚戌疾苦非灰之云偶得此方于浙省一榜劉
河千戎邑海汴作逆一服而愈不復再發真仙術也不敢自秘

○又方　去瘊方

水調石灰如稠粥式大半盞又用圓圇糯米三十粒每粒掉
一半在石灰內露一半在外過一宿糯米变成水晶色將痣
挑破將糯米搽入痣用膏藥封口過一週揭下必去痣矣

三日不可着水

○又方

治雀斑汗刺白癜風
滑石一兩　真菉豆粉一兩　白芷一兩　白附子半
共為細末每晚調〻勻鋪搽面即退

丆卆八 汗班方

白附子 刃 硫黄 刃 蜜陀僧 刃

共為細末切生姜蘸搽之三五日即愈

丆卆九 玉容散

蜜陀僧 刃 白附子 刃 共研極細末蜜調搽面可除面上黑点又能光淨面容 為庚宮第一方

二百 酒醉方 燒酒醉最宜

用鍋蓋氣汗水解真驗 陳酒醉方用枳椇子 刃 粉葛根 刃 煎濃服

丆辷 飲酒千盃不醉方

枳椇子一兩　葛花一兩　松蘿茶葉一兩　烏梅十個

先將枳椇子熬煎膏入前三味末和勻搗爛成膏為丸如

青豆大每逢宴飲酒預含一丸於舌底慢慢化下能飲不醉

○宮永

瘰癧方　俗名頸栗

用紅布剪斗方許攤膏藥油再將前方發散藥薄撒於

上貼之頻頻換再無不愈又一等爛瘰用白玉簪花葉放

鹽內浸假上蓋至黑色貼爛瘰為第一但男婦生瘰癧

總是氣鬱附寒痰所結故發散藥治之

方三

猪肚丸治夢遺洩精屢驗

白朮五兩研末 苦參三兩研末 牡蠣四兩煆研末 猪肚一具洗淨裝藥末

在内煮爛搗成丸如菉豆大每服四十丸日服三次米湯送下

方四

治鵝掌瘋方

論鵝掌瘋由于手陽明胃經火熱血燥外受寒凉所凝致

皮枯槁又或時瘡餘毒未盡亦能致此初起紫斑白點

久則皮膚枯厚破裂不已 二礬湯薰即愈

白礬四兩 皂礬四兩 兒茶五錢 栢葉半斤 用水十碗用上藥四

味煎數滾候用先以桐油搽抹患處又以桐油紙撚点着以
烟熏向患處薰之正時方将前藥乘熱傾在鉢內以手架
上又以布蓋之薰切令走氣候其湯漸温以手蘸洗良
久一次可愈 又曰用手足下湯水、永不再發

○又方

睡中遺尿皆屬虛 下元冷小便無禁古書云實則失氣虛則遺尿

兎絲子用為末裝入猪脬內炙脆研碎煎湯服二次即愈

○又方

鄉人傳治湿氣入骨方

用風化石灰同好醋燒先拌勻如不干不稀麺糊樣或敷患

[illegible]

處俟藥干去了又換如此數次其濕氣拔出 擣去疣氣亦可
照式治之

又

痔漏去管生肌方

夏枯草 分 甘草節 同 連翹 去心 共為末同銀花一斤煎
濃湯同藥末搗成丸如菉豆大每[illegible]晨鹽湯送下三錢 初起者
半料全愈年久者一料除根此方係
康熙皇上御賜浙江提督陳山凱者余素患此疾得之
於樂清施姓匠人一料愈而不發

又

治偏墜方

棉花子一斤 炒極熱 用水冲下再煎數滾 倒在小壇内 坐上
薰之
又方 治小腸氣疝 抱出雞蛋殼燒灰爲末 每服二錢 黄酒下
又方 松樹子一歳一粒 燒研 酒下 粒少者一二次服 多者數次服
言丸
又方
用橘核子九粒 陰陽瓦炙脆 研末 酒冲服 即愈 此係驗過
方敢公之於世 學者勿忽之
辛
人傳藥酒方 治脚痛 或流濕氣
歸骨風二錢 追地風二錢 歸身一錢 陳木瓜一錢 臭梧桐花一錢
燒酒二斤 牛夕二錢 同浸七日 飯後頓熱飲
此[illegible]

秘授百方

○主一 ○治流火
用海蜇皮貼一日一換 ○又方用馬錢子磨水頻搽

○主二 又方
石上青苔和麻油敷 紅腫熱甚者方是流火

○主三 治猪刺入肉
用白鹽梅干嚼爛敷之 ○或用肥牛夕嚼爛敷而不患 試過真神方

○主四 治去邪氣瘟疫方
多燒蒼术 服真赤小豆七粒 每早晨可避

◎辛五　辟瘟丹

凡遇瘟疫流行服之可却邪氣即與病人同牀合被亦不傳染也

雄黃一兩　鬼箭羽一兩　丹參一兩　赤小豆二兩　要金紅者半紅半黑不用

共爲末煉蜜爲丸如梧桐子大每服五又丸空心温水送下

再每逢元旦日未出時舉家汲井花水吞服赤小豆七粒即

一年可免瘟疫

◎辛六

客中卒死還魂湯

此受邪方　　五十

麻黄去節三匁 杏仁去皮尖又十粒 甘艸一匁 水二碗煎一碗灌之即活諸卒死者通用

〇又
男子被鬼毆手
周身青痕作痛用銀花三匁煎湯飲之

〇又
治鬼打鬼壓
凡人初到客舍及無人冷房睡中覺鬼物壓打其人唔々作聲呼之不醒不救即死用牛黄五雄黄五朱砂三分研末用五麻下焼五温酒灌之

〇又
辟鬼魅亦通用辟邪丹並辟瘟疫

虎頭骨一分 硃砂一分 雄黄一分 雌黄一分 鬼臼一分
皂莢一分 蕪荑一分 鬼箭羽一分 藜芦一分
共爲末煉蜜爲丸如彈子大婦人把此囊盛一丸繫右
臂男人把此盛一丸繫左臂 或当病人房内燒之邪不敢近 辟瘟亦然

耳
頭腦内蛙鳴 名曰白蟻
茶子爲末吹入鼻中甚效 疱 抓破面上皮用生姜搗汁調輕粉末敷之云

舌
下巴頦廿落
含烏梅一枚即止

又方 ○ 頭腦内寄痒漸至髮落致方

用芦薈 苦楝 等分研末吹入鼻内数次即愈

又方 ○ 治鬢髮落不生

用煨熱生姜切片熨患處頻熨即生

又方 ○ 偏頭瘋 趙氏方

川芎 二錢 白芷 二錢 共研細末用黄牛腦髓一个 搽藥在上

碗内酒蒸熱飲醉去睡不見風自愈

又方 ○ 治偏正頭瘋百藥不效惟此以第一

香白芷一兩半炒 川芎一兩炒 甘草一兩 川烏頭炮去皮半兩
共爲末每服二錢細茶與薄荷湯調下

二卅六 治耳閉方氣不順即閉
細辛一分 菖蒲一分 木通一分 川芎一分 巴荳五釐 麝香三釐
共爲細末用棉包塞耳中少頃拔出即通不通再塞

二卅七 治少年耳聾
用木耳醋炒和白糖拌食個即止不聞再食

二卅八 治天蟲入目

菖蒲研碎綿包左目塞右鼻右目塞左鼻即出 屢試極效

〇一百十九 治鐵屑入目

打鐵時被爍鐵屑入目內用將磁石吸之自出

〇一百廿 治鼻中息肉

〇又方用胎髮燒灰吹鼻中亦妙

用藕節 要有毛一節 燒灰存性為末吹患處之效

〇一百廿一 鼻中生瘡

〇鼻血不止方用大蒜搗爛如右鼻敷左脚底心左鼻敷右脚底心左右鼻敷左右脚心即止神效之極

用杏仁 去皮尖 搗如膏以人乳調敷

〇一百廿二 喉症神心方

於臘八日取雄猪胆一个入白凡末二五 陰干研末次年臘八再取

雄猪胆将前胆共入如此三四次遇患者用末三分吹之

凡筆乳蛾喉癬喉癰腫痛吐嚥不下命在須臾者皆

致此神仙方也宜預製以救人

○方廿三

溧陽童君茂秘傳眼藥仙方 吾有契友事彼生理方得 此方真傳不可輕視

芦甘石一兩 煅入黄連水内淬三次 研極细末 月石二錢 漂淨硃砂三分

輕粉二分 将當门射香去毛淨二分 冰片六分 要頂高者

右藥共研極细末合在一處放乳鉢内順研千轉越细膩

稍搗……一……六……

越好不可倒研研 倒則不靈 用上白蜜調藥研勻收磁瓶內陳一二年

用更佳 此方最難覓須費工夫 此方費盡力氣一覓來

○嘉方

○治頭瘋

用鬧楊花 八分 川芎 八分 共研細末作二次用綿包藥 八分 如蠶

豆大 右頭瘋塞左鼻 左頭瘋塞右鼻除 要塞周時不可早

○嘉方

治難產方 ○又方用蘭生一科即蘭花艸所結蘭子水並服即產 余丁酉季秋在橫湖親眼見神效

收萬年青子 此子不可用手摘 亦不可使其落泥土 必須用紙攤

在根邊任其熟了打自落收用為效 臨用時溫酒囫圇吞下

仰便產下男左女右手仍旧第出方用二次

又卅六

瘧疾應驗方

真菉豆粉一兩　青皮一兩　白信二錢　共研細末要和得勻

用元米粉湖為丸如菉豆大　當日早辰向太陽日出

井花水吞下一丸　此方驗過多人

又卅七

治婦人患乳丹方　乾隆庚子仲秋得來秘方

半夏一粒　花椒二粒　葱白一根　當時搗爛將綿花包好為

菉豆大患右邊乳塞左鼻患左乳塞右鼻要一周時便將

秘授

○第八 治暴失音方

用雄猪板油一斤熬油濾渣入白蜜一斤同煉老黄色

磁瓶收貯不時挑一茶匙吃其音漸清無病亦可常

服取其潤肺老人咳嗽服此更妙

膏藥神驗方 漂曲秘授驗名已久

○第九

當歸一两 連翹一两 元参一两 大黄一两 阿魏一两 黄芩一两

牙皂一两 土木鱉一两 輕粉五钱 血竭五钱 中等肉桂一两 白歛一两

赤芍一两 白芷一两 官桂 川黄柏一两 白芨一两 乳沒去

生地两 黄芪两 没药半 川乌两 草乌两 蜜陀僧半
射香半 東丹四斤 即鉛丹漂炒紫色 槐枝三段 柳枝三段 桃枝三段
桐油四斤 麻油六斤 右药除東丹射香乳没陀僧血竭阿魏
另放餘者浸ニ油内七日將油并藥慢ヒ火熬至老黄色濾去
藥渣再熬方將乳没二味入油攪數十攪再下阿魏陀僧血
竭東丹射香令下收膏可加蒼耳子四两同熬更妙

蓀真丸方 専治中風中寒左癱右瘓手足不仁
四肢麻木半身不遂口眼歪斜及筋骨疼痛一切風

[illegible]

痿之症

北五味 四两 杜鹿膠 酒化 四两 懷山藥 乳拌晒干炒 六两 淨萸肉 酒拌晒炒 五钱

淮牛夕 上水炒 一两 川續子 去梗 一两 川葫芦巴 上水炒 一两 巴戟肉 酒拌炒 一两

白茯苓 乳拌炒 一两 破故紙 上水炒 一两 淨全蝎 洗淨焙 半两 小茴香 上水拌炒 一两

柏子仁 研去油 半两 肉苁蓉 洗淨炒 一两 厚杜仲 上水拌断丝 三两 遠志肉 甘草水浸透 炒 一两

大熟地 酒煮 六两 兔丝子 洗淨酒拌炒 六两 上沉香 另研细末 三钱 川山甲 炒 三钱

益智仁 上水炒 一两 右藥如法製為細末 將鹿膠 酒溶化 加煉白蜜

為丸如梧桐子大 每早晨開水送下四钱

壹

藥酒方可除瘋濕滋補氣血

大生地（炒仁末拌炒枯）四兩 杜仲（炒斷絲）一兩 川萆薢一兩 木瓜一兩

鹿啣草一兩 秦艽一兩 五加皮八兩 金毛狗脊（燎淨毛）八兩

全當歸一兩 綿黄芪（酒炒）（防風五錢煎水浸盡透炒） 枸杞子一兩 老鶴草一兩

川芎一兩 千年健一兩 川續斷一兩 薏仁米（酒拌炒）一兩

牛夕一兩 龍眼肉四兩 胡桃肉四兩 嫩桑枝四兩（酒炒拌黄色）

紅棗四兩 陳松節一兩（搗碎） 陳酒二十斤 浸酒内七日再放

鍋内以水煮細細火煮二柱香 任量飲

○方弐

脚上風湿氣痛方

真茅朮 泔浸土炒 一钱 白雲苓 二钱 法製蒼朮 二钱 白归身 二钱

巴戟天 二钱 兎頭骨 炙酥 二钱 川续断 二钱 酒炒 川獨活 一钱

宣瓜 一钱 川黄柏 七水拌炒枯 钱 川桂枝 八分 肥牛夕 一钱

油松節 研碎 一钱 酒五注浸 又日小火煮一二炷香 退火氣 三日飲之

愈即不服

○方三

萬金丹 又名無價散

用人屎 猫屎 猪屎 狗屎 早日各取一付 乳罐候至腊月良

日在曬野去人〻屢用陰陽瓦架空煅炭火煉紅上下

通紅令烟尽燥成白色為度研細研細貯用此治天行

疫毒用蠶湯調服一茶匙痘疹起發不快或倒陷者用

沙糖湯調服一茶匙 取臘月辰日者尤也

訣曰 人猫猪狗臘辰燒　少許研蠶水調

救得百生無一死　黄金万兩也難消

嘉慶二十五年仲冬杭州常未刷施藥方錄於左

常治天行時症霍乱吐瀉昏迷顛倒不省人事者

此症名曰子午痧犯之甚危急用道閑散或痧藥

稀椒下大……

吹鼻內 男左女右 將針刺十指尖上出血即用

菉豆七粒 白胡椒七粒 共研 用滾水冷水各半杯調服

高哥

又方

廣藿香四分 灶心土三錢 柿蒂七分 六神曲三錢 炮姜四分 樟樹木一錢

用水煎 大人全服 小兒服一半

高只

又方 専治時行吐瀉抽筋手足厥冷急服立效

吳茱萸三錢 炮 木瓜三錢 小茴一錢 ■淡炒 生姜五片 塩一撮 煎服

高叶乙

又方 専治危急不能服藥者尤宜急用

二六四

老雌雞乙隻大碗葱白乙把十斤搗爛食鹽一碗同炒極熱
加入射香乙分用一半布包熨臍下一半再炒互換數次
氣透通達之愈

又避瘟預備方
管仲乙兩沙需乙兩雷丸乙兩雄精乙分
用夏布袋盛浸入水缸内食之均獲平安

又方
近有霍乱吐瀉甚至於手足抽筋足底有紅筋從腫

須用銀針刺破出紫血可救再用

順治丸 三文 炒黑山梔 一文 桑皮 一文 用煎湯急服 奇效立驗 遲則不救

○辛

又預服香薷丸

此方常治瘟疫斟量人口多少每人服一盃

香附 二文 生姜 三片 陳皮 二文 蒼朮 二文 蘇葉 二文 甘艸 七

葱頭 三个 煎服

○壬

又太乙流金散

此藥爲末用紅絹袋盛藥一兩掛在胸前或在中庭

燒之可免瘟疫

○方弍

雄黃一兩五 羚羊角兩 生朮五錢 雌黃五錢 鬼箭羽五錢

以上數方嘗治瘟疫

治腳筋弔

又有一種抽腳筋弔痛人昏沉者可用布捆縛患處之上看有紅筋腫處亦要用銀針刺出毒血即愈須得一起者依法就治方妙如遲延腳筋弔痛至小肚必不能救治亦須依前方外治之法治之為要此症一名

必定之方

竽午痘一名孔雀温見此良方須刊送親友即遠方

亦可傳送 倘刊送者可保一家不染瘟疫之痘

〇 う四三

又方

急治初起時非兩腿筋吊即兩腿麻木必須用九根繩

緊兩腿膝下或用銅錢隨即將兩腿上刮出紫色刮麻樣

幸勿先進湯藥倘再治何痘方可進藥此方屢試屢

驗救人多矣幸勿忽略視之 錢衡山房施送

〇 う七の

〇 校正延齡廣嗣仙方 原名不死方 又名百子方

馬料豆 女貞子 計重 の七計 七目

淮生地（酒煮）三兩　何首烏（酒煮）三兩　旱蓮花兩　鹿啣草三兩　此四味搗　四季

懷山藥（乳拌炒）二兩　白茯苓（乳拌炒）二兩　歸身（酒炒）二兩　真青鹽一兩　此四味搗二分（另研入汁內）二五

石菖蒲一兩　兔絲餅一兩　肉蓯蓉一兩（酒洗淨去毛膜）　枸杞子一兩

補骨脂（酒炒）一兩　五加皮一兩　骨碎補一兩　肥牛夕一兩

白甘菊一兩　厚杜仲一兩（酒炒斷絲）　蛇床子一兩　槐角子一兩

金櫻子（去瓤毛刺）一兩　覆盆子一兩　厚黃柏一兩　澤瀉一兩

此十六味搗去節（以上共二十四味）用水在瓦鍋（不用鐵鍋）內

煎汁至半濾去渣將渣用水復煎汁前後二汁和在

此是良方

一錫漫煎ヱ似蜜糖式稀ニ已糊再入馬料豆 三升又合 文貞
子 一升八合半 按陰陽二氣〻血ヲ分合年月日期周天度数
併 一合半 以罎同月煮数十滾将前塩研細傾入同煎
以汁尽為度 荳收干汁乾取豆晒干收貯磁罐内每日吃
外以桜の季白滾湯送下凡値肚餓即可随意嚼食
作点心用最便原方于丁丑清和月得之淅中[illegible]極
云久服鬚髪白再黒歯落更生耳目聰明手足便利
壮陽補腎固本還原多育子息多増年寿初

右赤信試服三四月頓覺步履輕鬆精神健旺量

頗高因病後減少酒力漸勝以有所驗且資費有限

為合容易不用炮製磨丸一料可供半載富於貧

士尤宜之欲刊而行公同好之卯春適赴吉嬰堂遇一

老叟童顏鶴髮行走捷疾詢其年高矍鑠追

詢其飽及飲食起居據云祖居天台山因年九十有又食

可一升行堪百里活用三斤坐臥徹夜予益驚異後

叩其平昔有何滋養服何藥餌云並無玄妙惟從幼服

必受良方　之

[illegible]

不死方耳予心愈極駭急以前方質之即此方云藥

不全豆過多便不相融因以今方較之且言常服不斷

非惟種子可以化心懇請刊家堅辭而別自私用

黎棗普公傳世俾 擧世同登上壽咸慶宜男豈不快

哉樂哉　治蘊州府事陳鵬年

○方

白鳳膏藥方　専治發散解毒

取白鳳仙花連根花葉去泥晒干十二斤　蒼耳芓草　整料根末去泥晒干二斤

金銀花四斤半　老伏姜二斤　連根葱四斤半　桐油八斤　麻油三斤

血丹〇方 漂淨炒成紫色 去油乳香 去油沒藥 射香 隨用多少

先將銀花鳳仙蒼耳生姜葱放在桐油內熬枯將油濾

去渣再入麻油同熬熬至滴水成珠再入飛過黃丹以小

火收膏再入乳射香用桃柳枝攪勻罐貯攤用出火毒

更妙

◎三六

金蓮方

取白鳳仙連根花葉搗爛燒湯頻頻洗之骨自柔軟不

受苦近有用猴脛骨煎洗者每每悞事戒不可用

又 足 艮方

○三百七

金蓮穩步方

地骨皮　红花　各等分　二味同研爛極細如雞眼痛處

傳之或成瘡者次日結痂

○三百八

火照散

硃砂二钱　血竭二钱　没药二钱　射香四分　明雄黄二钱

右五味為細末用綿紙條長七寸每條裹藥三分麻油浸

點自外而内周圍照之瘡毒隨藥氣解散自不内侵臟腑

初用三條漸加至四五條瘡勢漸平又漸減之薰罷隨上

烏金散貼以烏金膏若勢漫衍周圍用芙蓉膏圍之如每薰須洗去末藥且貼膏藥處藥由可不必洗

神火照法

凡腫在頭面以上者不宜艾灸恐引火氣上攻宜用火照法神乎其神法用四散安瓷碗中以麻油浸點每用火三枚離毒半寸許照之自外而內俾藥氣透入皮毛紫滯者立轉紅活瘡勢平塌者立轉高聳仍須不時照之則毒氣頓解轉陰為陽以收全功但此法不止

此症是方

施于頭面即如發背等毒亦宜用之其於面患毒亦
有用艾灸而愈者因其毒紀隠平揚頑廉非艾灸無
功但艾炷以瘡大小為式二法乃瘡疽門之宮究宜細相
參攷以神其用

○亥
治小兒瘰核方　驗過
海藻以栢各可焙干為末每服五分一日三の服

○辛
治牙痛方　驗過
軽粉二文要加白丸者用大蒜一个搗爛將軽粉和入如丸大放

于患口之下每丸看大指分寸做再用蜆殼半个盖之丸為

再將布扎好半日內必作痛而將藥去之但起小泡待其

自破即可除根永去牙痛之患必有寒熱交加

◎又一

治痔瘡敷藥方

明礬半生半熟 煨石羔一 綠凡一 冰片二分 研敷

◎又弍

黑青病

此疾生於北方近來南方亦有廣州府大尊傳忽然無去疾

而死人多以為中風不能治而遍身俱冷牙齒緊閉用蕎

此……是……急……方……又

麥麩二合鍋内炒焦進水一碗沖入酒温服將牙撬開灌之即活

○急之

治手脚趾脱疽

此症發于脚手趾漸上至膝色黑肉陷痛不可忍逐節脱落用土蜂房煅研末以醋調搽應手而愈真神方也内服驅温保脱湯方用

米仁二两茯苓一两白朮一两車前子五錢水煎服一連十劑永無後患

一方

臂窠出血

見一人右臂毛竅如針孔驟濺出血積有一面盆許晝夜常流面色潔白身倦無氣予用炒甲片研細粉罨之以帕扎住即止隨服補血湯數帖而愈○治一老人臂囊上有一針孔流血不止徐席控洞任流諸藥不效自謂必死予授以前法立时全愈此予見油簍過堪油簍烤淄滴地身边取出末子掺入油簍内立止予見請問云是甲片因觀毛竅漏血竟撚罨之

必效良方

[illegible]

皆效此〻稽段之法故錄之以傳

○言五

珍珠八寶丹

真珠一分 粗大者佳 冰片五厘 要大塊 輕粉半 要明 青黛三厘

右藥共研千轉細如飛麪方入罐收貯 珍珠要入豆腐煮數滾研爲粉細去声方用

○言六

芙蓉膏

赤小豆 芙蓉葉 香附 菊花葉 白芨各等分

共爲細末每末一兩加射香下 苦酒調塗住根脚雞子清調亦可

○言七

消瘰丸 此方奇效治愈者不可勝計予刻方普送矣

元參四兩 牡蠣四兩煅醋淬 貝母去心四兩
共為末煉蜜為丸每服三錢開水下每日二服

三十八 治腸風下血
用寒熱藥俱不效者獨用山裏果干者為末艾湯調下
應手而愈

三十九 患乳十九方對症治之神效
內吹乳傷結腫宜疏散
桔梗 花粉 前胡 香附 荊芥 貝母 丹參 木通 赤芍

積乳結腫宜疏托

桔梗　貝母　花粉　木通　香附子　赤芍　白芷
丹參　荊芥　青皮

內吹乳傷結腫宜疏托

桔梗　赤芍　木通　香附子　貝母　青皮
銀花　荊芥　白芷　丹參

乳癖潰後結腫宜清理

炙黃芪　桔梗　貝母　陳皮　丹參　歸身

白芍 炙附子 山药 銀花

○積乳結腫宜疏解

荆芥 木通 香附子 归尾 桔梗 貝母 赤芍

丹參 青皮 白芷

○積乳宜疏解

荆芥 木通 炙附子 貝母 赤芍 丹參 青皮 白芷

○乳傷結腫宜疏托

白芷 炙附子 荆芥 青皮 銀花 桔梗 貝母 丹參 赤芍 茜草

秘授煎方 [illegible]

○風痰潰皮膚腫宜疏解

桔梗　牛子　貝母　赤芍　陳皮　枳殼　蟬退

香附子　丹參　前胡　青皮

○濕熱結腫宜疏解

加皮　續斷　赤芍　丹參　茜草　歸尾　白芷

木通　貝母

○濕熱結腫不能全消宜疏托

加皮　續斷　赤芍　丹參　牛膝　荊芥　歸尾

貝母 茜草 木通

風火宜疏散

桔梗 貝母 花粉 牛子 只殼 木通 葛根 荊芥

甘草 青皮

協痰結腫宜疏散

木通 赤芍 加皮 續斷 白芷 茜草 前胡

貝母 荊芥 丹參

濕熱結腫宜疏散

加皮 續斷 獨活 牛膝 木通 歸尾 赤芍
茜草 荊芥
血熱日久宜疏解
花粉 白芷 荊芥 續斷 赤芍 銀花 甘草
木通 茜草
寒濕入絡宜疏解
蒼朮 加皮 續斷 赤芍 牛膝 歸尾
茜草 丹參 木通 秦艽

瘋毒宜清解

桔梗 白芷 荊芥 牛子 銀花 木通 赤芍 續斷 只殼 香附子

濕痰結腫宜疏托

香附子 青皮 貝母 白芷 赤芍 桔梗 丹參 柴胡

荊芥 木通

脉弦細而氣陽上者宜清

木通 桔梗 前胡 荊芥 牛子 赤芍 只殼 蘇子 貝母

山梔 甘艸

利[illegible]白…

濕熱結腫宜疏解

加皮　續斷　赤芍　丹參　木通　貝母　荊芥　甘草　獨活

归尾

○方　養猪易肥法

管仲　何首烏　大麥芽　各一斤　共研末每日用末兩

拌入食內猪吃將要出圈半个月前服起藥完日即

殺肥壯　小猪不可用

○方

治瘟鷄法

巴豆一粒搗研勻油調灌下入口即愈

◎又法　以菉豆粉水和成條喂數次即愈

◎又又　驅蚊法

端午取紫背浮萍草曬干為末入樟腦末拌勻丸為

彈子大每夜燒之蚊盡化為水

◎又三　驅蚊法

用鱉甲同夜明砂搗末燒之此法甚妙

◎又四　驅蠅法

[illegible]

用藁本煎湯浸抹布拭汚器并桌子蝿自不來
又法 用茶末燒烟薰之
○一方 糟蟹不沙法
用皂莢一寸置瓶内底下再入蟹糟則不沙
○一方 醬不生虫法
芥子研碎入内 或用川椒入内
○一方 香爐被鼠溺汚法 或汗手跡
以雪水浸一宿其跡自退

◎洗瘡猪法

用桃柳川芎各等蒼朮生水煎灌之立驗

◎夏

洗膏爲油方

用醋燉熱泡洗即去◎累血者以灰洗之即去◎累墨者以大

蒜洗之即去

◎產

叱天膏

金銀花　合歡皮　荊芥　白芷梢　赤芍　歸尾

生地　番木鱉　草麻子　山茨菇　角刺　蘊葉

秘受息方　見

乌梅肉　土木鳖　羌活　金钱草　连翘　黄芩
独活　骨碎补　青皮　山甲　麻黄　元胡索
元参　桃仁　龟板　金缨重楼　白芨　红花
川芎　乌药　甘草　苍耳　南星　蝉退
蜈蚣　五倍子　蒲黄　降香　大黄　石斛
草乌　蓬术　半夏　肉桂　川乌　姜黄黄
漏芦　象皮　川连　黄柏　山栀　牙皂
川椒　白歛　苍术　苦参　杏仁　姜蚕

蜂房 血餘 蛇蛻 防風 以上各兩

雞内金兩 葱汁 銀花汁 千里光汁 以上四汁熬膏

血竭 樟腦 木香 象皮末各兩 麝香七 研極細

面粉三斤炒黑 飛丹二斤淨末 龍骨醋煅 無名異 海螵蛸去殼煅

赤石脂火煅 以上四味研細各兩 黃蠟二斤 白蠟二斤

菜油十三斤 麻油半斤 嫩松香半斤

前藥入油浸七日用槐柳枝攪勻去渣煎好再入藥末收

膏入冷水内浸三日出火毒可用 此膏專治癰疽腫毒

[illegible]

痔漏癧瘡横痃便毒楊梅癩瘋濕毒下注血氣瘋血

癬臁窠肥瘡癢疥一應惡瘡無有不應未破貼之

即消已破久不收口者用葱椒葱頭甘草等分猪蹄一隻

同煎湯洗淨再貼大有收功之妙也

○乙

◎萬應五靈膏

蜈蚣大者八条 全蝎十六个 嫩柳枝等 麻油一斤 清桐油一斤

鉛粉一斤炒 前藥浸在麻油內夏三日冬五日 煎成滴水成珠濾去渣再

入桐油煎熬成下鉛粉收膏老嫩合天時之所用細心合宜可也

○方

○萬應五虎散

净銀花五 爪蔞仁五 甘草節 兒茶五 乳香五 核桃三个打碎 淡酒煎服

加減 如患頭上加川芎五 身背加角刺五 乳上加橘葉七片
臍上加柿蒂五个 脚上加牛夕五 肛门加角針五
四肢加桂枝五

但凡瘡瘍雖現於外者而未免因受風寒暑濕而生五灵膏固
非是屬其外然一切瘡瘍未破之先總宜表散藥主散之雖然未汗
便愈而屬其輕者則能更消消屬重者無不變輕之理是以前之五

此是之方

灵膏又佐之五虎散溫之內外湊功者矣

凡患癰疽發背無名腫毒務要先服散之五虎散外貼五靈

膏若有不轉禍為福者也

○方

神異膏

杏仁一两 去皮尖 乱髮一两 元參五錢 蜂房一两 黃芪五錢 金蛇蛻一条要全 鹽水洗晒干

黃丹十二两 飛淨炒黑 麻油三斤 以上諸藥入麻油熬焦滴油入水不散濾去渣

下丹收膏者撤自取好用可也 此膏專治癰疽腫毒晨臁瘡瘍之症神效矣 宜服

○又方

生肌長肉膏

當歸 元參 生地 銀花 連翹 陀僧 防風 蜂房
黄栢 大楓子 百草霜各五 以上諸品用麻油一斤熬將去
渣再下後藥 象皮五 切片 白蠟末五 拌象皮炒 鰾消五 水浸洗
血竭五 兒茶五 乳香五 没藥五 輕粉五 草麻子肉五 [illegible]
各為細末用老丹 收之再下細藥攪均成膏貯以應用可也
○方 瘰癧拔毒膏
硃砂五 血竭五 砂仁[illegible] 白豆蔻五粒 乳香ㄱ 麝香[illegible]
没藥丅 輕粉ラ 川芎ラ 全蝎ㄱ 殭蠶ㄱ 荔枝ㄱ
[illegible]

[illegible]方

共搗如泥似松糸巴豆草麻仁肉搗成膏

○亥

活鮒魚膏

鮒魚の九斤 去淨腮肉腮 甘草 匁 白芨 匁 海螵蛸 生 胡麻油二斤

前藥熬至滴水成珠濾去滓再加

乳香 生 沒藥 生 杭粉 匁 輕粉 生 樟腦 匁 大黄 生 研極細末

共收成膏

○亥

消痞膏

松香 の匁 水煮 去苦味干 草麻子肉 匁 搗如泥 阿魏 半 皮硝 生

此搨成膏照其大小攤布上加射香一分於膏藥之中心貼之病消則膏自落矣

○一又六

陀僧膏

蜜陀僧一斤打碎用童便煮之覺其濁性之去而童便氣清乃止晒干研極細末收貯聽其合用者也　桐油不拘多少熬至將黑色取離火較準熱油一斤下製過陀僧末兩收之又熬將成膏之際取起離火稍冷少入冷水徐徐攪之少頃即去其水再上火熬化復入水攪之如前法熬淨每

[illegible]

和柏……

油一斤入宮粉兩熬成（收）膏須錫盤之忌鐵器常治臁瘡濕熱諸瘡瘋癘等症神效先以葱湯洗之後貼其膏

夏丈

玉紅膏

龍骨　赤石脂　兒茶　血竭　沒藥　乳香各五錢

冰片一分用麻油一斤入當歸五錢煎枯去渣再入龍骨兒茶石脂

血竭四味煎二三滾次入乳香沒藥煎勻入黃丹五錢溶化冷定

入輕粉冰片收成膏

此膏生肌長肉去惡生新之妙用

○方八

○豬膽膏

豬胆二丁 乳香二錢去油 沒藥二錢去油 松香二兩煮去油 牛皮膠一二兩

姜汁 葱汁各一鍾 以上製好入胆汁內和勻晒干不見火用

時隔水炖攤 此膏一切瘡瘍疔毒乳癰神驗

○方九

合紙膏

芦甘石煆二兩 白占生 輕粉三錢 冰片二分 共研細末猪板油去皮共搗為泥用

専治一切脚丁抓破红爛湿热臁瘡者神效

方十

○紫金膏

秘……方

姜黃 靈仙 白蘞 巴豆 雄鼠糞 艾 草麻子 吾可 龜一只

蟾二只 蔴油斤 將龜蟾入油煎枯再下諸藥熬至白蘞黑

色為度去淨渣再熬至滴水成珠將炒過黃丹收之佑

惡瘡膿水從傍邊出不可揭動聽其自落而愈

治一切風氣瘡毒跌打損傷濕毒癧瘡頑癬其功難

以盡述

隔紙膏

○一具之

乳香去油 戋 沒藥去油 戋 輕粉研細 戋 黃占 戋 白占 戋 琥珀研細 戋 珍珠研細 戋

麻油一斤 將油熬枯去烟入乳香没药輕粉珀珠五味煎數沸濾去渣再煎沸入黄占溶化離火加入研过輕粉生慢々攪匀收用

○方九〇

金鎗膏

白蠟兩半 藤黄兩 但五 麻油一斤 將油熬老再入藤黄白蠟攪匀貯磁皿听用

○方九一

跌打煎方

石蘭五分 当归五 红花五 苏木三 血竭[illegible] 乳香三 没药三 自然銅五

枳朴官一……八三

加皮钱 杜仲二 申姜 桃仁钱 牛夕二 煎服 如腹胀加

大黄二 丨

○方九六 ○飞龙丹 又名蟾酥丸

明雄黄二 箭硃砂二 研极细为衣 血竭二 轻粉一 蜈蚣一条 去足炒炙 蜗牛廿个

射香四分 蟾酥二 用酒化开 右药细末 将蜗牛连壳研为泥和

药丸如绿豆大 或用酒打麪糊为丸 硃砂为衣亦可 每服三丸

葱白三寸 令本人嚼烂 吐在自己手心内 将药拌入葱内 用好酒

送下 如患在上 食后服 如患在下 空心服 自嚼时之葱须吐出

時男左女右但服过難避風處盖被臥片时令其出汗為度如无汗再飲酒三四杯以助藥力出汗為妙 忌食黄瓜 茄子 生冷 鷄魚牛羊馬猪等肉麪食發物忌過百日再食无妨

専治一切无名腫毒惡瘡未成即消已成即潰真有神効奪命之功

○方

腫毒外敷散

五棓子兩 煮爛 肥皂肉兩 乳香兩 没藥兩 去油為末 共搗極細搓成空晒干凡用时取醋磨敷患處止痛消散如神

○三五八○○又方

白芥子炒研　肥皂肉　白洋糖　葱白　姜　共搗如泥将醋燉熱

或白酒釀　拌匀敷患處　尚治腫瘡皮色不紅及濕痰流

注不潰之症将此药敷〻数分厚热熨斗熨其药上令

其药氣〻入内自然消散矣

○三五九

○乳癰散

澤蘭葉　蒲公英　金銀花　木瓜　白芨　地丁各四　甘艸四分

酒水各半煎稠空心服渣並水洗出汗即止痛消散如神

者倘服全好　若治婦人乳癖岩外吹内吹癒致已極

三百　胃火上冲煎方

陳皮　山查　麥芽　木通　澤瀉　黄芩　石斛　等分

水煎濃湯食遠服

三乙　神効瘰癧丸

蘆薈　煅过五　研極細末飯糊爲丸半肥老弱芝服工不可連

服須隔一月再服　第式次　連服傷人慎之〻

男子冷精婦人不育此方屢試屢驗非妄言也

○三百七　應騐疝氣方
小茴香　橘核　山查核　延胡　廣皮　廣木香　川楝子等分
虛者加白茯苓　實者加青皮

○三百八　又方
肉蓯蓉　遠志　小茴　巴戟天　石菖蒲　山藥　五味　熟地
茯苓　呉茱萸　牛膝　楮實　橘核　杜仲去皮姜汁炒
共爲末鹿肉煮爛搗爲丸海藻塩湯下

○三百九　腫毒内消散

大草紙一張用燒酒磨濃塗於患上百數遍自然消散

臌脹驗方

雄蛤蚆一只 頭尖則雄 頭光則雌 草麻子五十粒 砂仁五十粒 鼠糞五十粒

製法 先將蛤蚆破開取去內臟將前藥三味納入其中以爛泥包固入炭火內燒至泥干枯去泥折開將蟾研末均匀作三次服 或酒煎 或胡芦巴湯送下 甚者二次全不應致 治此病者先以胡芦巴煎湯頓服五七日再服此藥忌茶百日 犯者復發

○一方
痢薬方
胃門子 千 茅朮 二 梅花 五 雄黄 二 丁香 十 硃砂 一五
沈香 十 松香 二 木香 二
以上薬品研極細末 蟾酥 二 火酒蒸化入薬搗勻硃砂爲衣成
丸收貯勿使走氣

○一方又
進草鷲鹿効神方
大青魚膽一个入滿綠豆粉陰干臨用一二厘吹之即愈
又方 青魚胆入青黛陰干 名青龍丹 更妙

○三丈○○回生至寶丹

天竺黄一匁 胆星二分 白附子一匁 青蒿虫三百条 秋ニ出方有 射香一匁 硃砂一匁

約之三匁 西牛黄三分 共為細末 水為丸 硃砂為衣 如桐子大

此症発時鼻搧及肺部並有緑痰嘴如魚呷水之吶名魚口係

脾風発動手撮搦驚例其手時或提至頭上一様乃肝風

動驚将起矣用麻黄湯送下一丸無不應効

○三之人

梅花點舌丹

蟾酥四分 氷片一分 射香八分 軽粉一分 雄黄二分 硃砂三分 血竭二分 乳香八分去油

没薬五 去油

右薬研為細末用人乳熬化蟾酥和薬末為丸如緑豆大硃砂為衣入

磁瓶封貯勿令洩氣　專治疔瘡悪毒無不神効用时先

将葱白一茎嚼爛含丸同嚥下論病者強弱法服数丸可也

○三ヲ之

急驚風

金蝎七炙　姜蚕七　硃砂六　牛黄六厘　氷片四厘　黄連三　胆星三　胡天麻四

甘草三　共為細末不拘薄荷鈎藤銀花燈心湯調服七厘立醒

此方乃仙傳以保全嬰児多々矣勿軽視之

解暑神朮散

藿香目 砂仁分 蒼朮分 甘草目 廣皮目 神曲目 厚朴分

右研細末每服二錢

専治時行不正之氣の時感受風熱發寒熱頭痛吐瀉腹痛山嵐瘴氣中食中暑諸皆應効

二ゟ上

定驚丸

白花蛇二錢 廣黄二錢 附子二錢 木香二錢 天麻二錢 姜蚕二錢 干蝎二錢

蓖麻子目 南星二錢 姜汁浸 冰片少許 硃砂爲衣

[illegible]

右藥研末煉蜜爲丸如龍眼大每服一丸銀花蒲公英湯送下

牙關緊閉涎沫昏塞醒則精神若癡是其症也

疇昔一軍臨刑餓而蒙釋驚如癡夢服此丸頃時蘇醒矣

三十二

人咬傷

急用人尿洗淨牙垢瘀血傷處浸尿中片刻即以葱蜜酥塗孔中再以…

如爛用龜板燒灰敷之亦佳

三十三

杖傷爛潰

血竭二 白占二 硃砂二 輕粉二 共研末塗之

三十四 蛇頭疔瘡

猪胆一个用雄黄蜈蚣研末入猪胆内套指上紮緊

三十五 蛇串瘡

蛇殼一條燒灰存性用坑廁板上泥同研末童便調服 ○又方 白芨仝 水龍骨仝

糞船底垽 共研末無根水調塗 ○又方 雄黃以雞蛋清調塗或

陳糞箍燒灰亦可

但凡此患發於腰間起初如湯泡視其些微而纏穿腰際其害非淺且有

染邪症諸疔圍殺者往往待斃家人驚惶無措之時須用黄錢紙貫對家堂

神前焚香祈告將黄錢燒化淨水盛口連吹與患者飲之患處用醃猪滷野雞毛塗刷其上立見癒效

此癒予於淮郡黃浦西南鄉見醫之立驗目覩非謬

○三十七

坐板瘡

松香半 雄黄半 如濕加蒼术末

共爲末和勻綿紙捲包搓作條蘸猪油浴化浸透點燒滴油搽瘡立效

第七 頭上肥瘡

黑猪前蹄甲燒研細末存性用菜油調搽須要剃頭洗淨再搽藥

錦松香 木鱉 黄丹 黄柏 各等分 水片 研細 … 神效

第八 吹散散

象牙 皂角 白芥子 等分 共爲細末爲麻藥嗅之 尚治頭痛三四次除根

第九 蛇咬方

舊烟筒燒熱滴出油搽之即好

第十 瘋狗咬傷

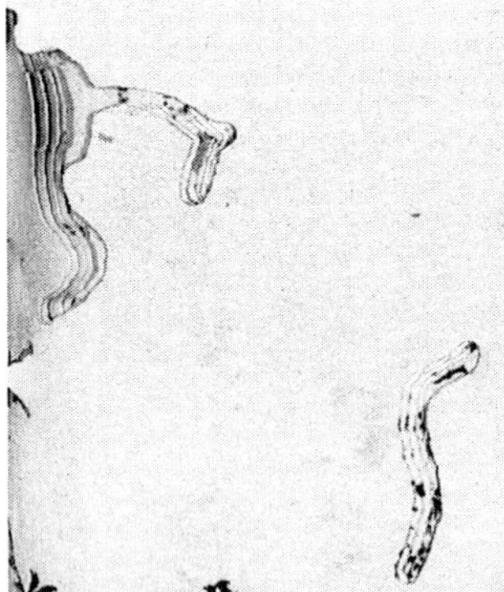
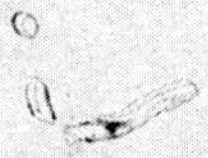

秘授百方

班毛又名去頭足用糯米一燥和班毛炒以米焦黃色為度去米將班毛研末淡

溫服避風蓋被臥出汗為度

治法 其人被傷數日必如瘋狗形狀口服必斜頭頂心有赤髮數莖

須以拂研須代拔去要緊但服此藥小便如血甚者溺出小白塊形

似狗之服全付是氣蒙傳聽過多人病全之後須要靜養

忌食之物動風發之物房事响器切切

醫此症細察其狀偶遇有人聞其响器其瘋之經發作癲狂

無度乃不治之症矣慎之慎之

金刀散

嫩松香（各研末）枯白礬（另研）共為細末收貯用擦傷處立刻見效

治癰疽發背諸般潰爛金瘡棒毒等症脫腐乃外科生肌收斂之神藥也

三百廿一

竹簇木傷方

陳臘肉（取心肉美者少許）象牙人指甲為末拌入肉內剁爛為泥厚敷四圍頓飯之時自出

又方 用老莧油擦之即出此真第一奇方

三百廿二

鵝掌瘋

活螃蠏　煮滚湯洗之即愈　又方　側栢葉　皂元　煎水薰洗
再用桐油燃燒薰掌心勿洗过一月方可洗去自愈

三十五　回生立效散

明元寸　火硝一　胡椒一　黄丹八分　共為細末釀醋和成圓搵在手心
男左女右以帛絹紮出汗而愈　专治陰症極危神效

三十六　絞腸痧方

明礬三　滚水調匀温服即愈

三十七　出頭散

黄葵子一粒研碎酒冲服即出頭矣　治一切癰毒紅腫不出頭以此方針

一方　治一切大毒初起

槐花子一大把入砂鍋內炒為褐色將酒冲服乘熱飲之出汗自散不汗再服

一方　真奇散

粉甘草一兩切段　當歸半兩　用泉水一碗浸透慢火炙干仍浸水內再炙候一碗干為度切細用無灰酒煎七分去渣空心服半月全消

一方　痔漏方

岦治懸癰發寒熱不論腫潰皆治其患生於糞門前腎囊後是也

象牙末研極細 每日早晨煮雞蛋三丁蘸牙末食之 久服自愈極妙之方有益無損

三十 又方神繭散

蠶繭二枚內入男指甲塞滿外用童子髮纏裹火燒存性用蜜調敷患上

三十一 腸紅單方

刀豆花晒干為末 酒沖送下愈不再發

三十二 脫肛

大蜘蛛一个 搗爛貼臍上即收

三十三 痔漏洗方

雞樹皮葉熬汁 煎濃湯趁熱洗過再用三黃散敷

黃芩 研末聽用

三方

秘傳脫管生肌散 專治痔漏百發百中神效異常

猪蹄甲 煅存性一兩 要前蹄雄者 牛骨髓 一付鹽泥封 煅存性一兩 白芷 一兩 姜蚕 炒去丝一兩 象牙末 炒黃色一兩

黃連 五錢 刺猬皮 一張 炒焙燥五錢 蜈蚣 七个瓦上焙干 明礬 五錢 牡蠣 煅五錢 胎髮灰 五錢

白蠟 五錢 舊琉璃 炒五錢 馬兜鈴 炒五錢 槐角 五錢炒 大鰻魚 一條

乳香 去油五錢 沒藥 去油五錢

以上諸藥研為細末將鰻魚煮爛去骨藥末和入共搗成泥搓丸如菉豆大

每服二錢 溫酒下 日進三服 七日消腫 二七脫管 三七生肌而愈矣

戒物 忌惱河魚勞碌一切發物犯者不效忌過百日去妨 六

痔漏腫發疼急散

三百廿七

旱蓮草一握連根洗淨 用石臼搗爛以熱酒沖入取汁飲之渣敷痔

上重者三服即安昔年太僕寺少卿王鳴鳳患此策杖難行服

此得瘥屢治有驗

三百廿八 痔瘻下血

莙薘子 芸台子 荊芥子 芫荽子 萵苣子 蔓青子 蘿蔔子 蔥子

大鯽魚一二尾去淨肚臟裝藥入內縫合放銀石器內上下用炭火煉熱過冷研

為末每服五分空心米湯服

又

千金不易

信石 黄明者打如豆大一两 明凡一两為末 黄丹飛過 蝎稍又午洗淨 焙研 草烏 洗浸者去皮 生研末一两

用紫泥罐一个先將炭火燒紅 令冷拭淨 下明凡燒化令沸 次下信石拌勻 又

武火再煆 候沸擬自看罐邊紅烟起為度 拾起 待冷取研為末 再

入黄丹 草烏 蝎稍 同研極細 磁瓶收貯 如欲敷藥 先用甘草湯或

葱椒湯洗淨 用麻油調藥 以毛翎蘸塗 每日三次 如出黄水 則痔

頭漸消 年久者十日可取盡 新起者化為水 連根除下 更揉生

秘授頭[illegible]方

肌之藥一切痔瘡均可治之

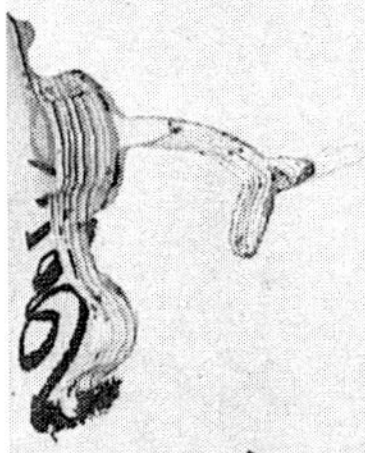

三百卅八

脫肛不收

五棓子三兩 為末 入白礬一小塊煎湯洗之即收驗過多人

三百卅九

大便瀉血

血餘一兩 煅灰 雞冠花錢 柏葉錢 共為末臥時酒下 次早以酒一盞投之見效

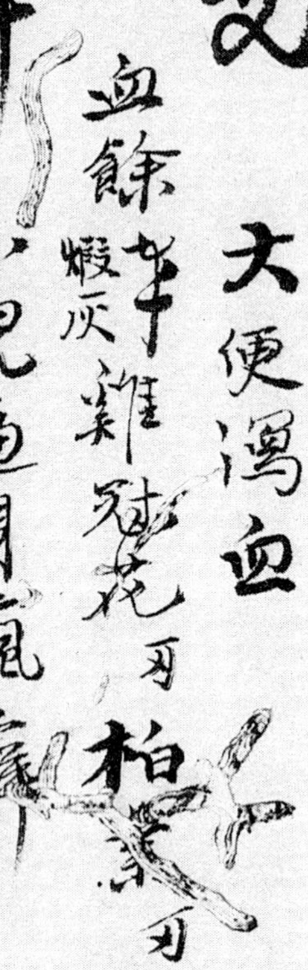

三百四十

小兒遍身瘋瘡

苦蔘錢 甘草錢 皮硝一兩 煎水洗之

[illegible]

小便不通

一、苺梅葉 螺螄（花白殻者）有田螺六个 葱分 射香三厘 食塩少許 共搗如泥貼

臍上用孔片刻即通

三百〇七

又方 木通乎 甘草八分 生地乎 空心服

淡製薬茶

陳茶七分 葛蒲二分（切細）紫蘇二分（切細）陳皮二分（切片水浸）生姜二分（切片）以上五味合包封

每日三日取出晒干收貯勿使泄氣

三百〇三

治牙痛

川椒乎（焙研末）白梅乎（煅研末）二味以干飯調餅貼痛處立止

少 葠 方 上二

三百四 擦牙散

蒲黄 細辛 白芷 紅花 归尾 各等 用将燒佐样匀晒干為末 加青

塩去泥浄一斤 煅石膏一斤 研入前薬収貯 早晩擦牙 永固歯不痛

三百五 治虫牙風火牙

樟脳 生地 共搗爛 塞牙根上止痛

三百六 鎖喉至寶丹

土牛膝一握 用醋磨汁灌即開 或搗汁灌之可 用汁含口邊嚥之效

三百七 腦漏秘方

絲瓜藤根焼ニ灰ト為シ性ヲ存シ研末酒ニ調シ服即愈

嵩治鼻中時々流水甚者脳ニ時痛是也　経験多人非謬言也

一方

牙痛単方

大腹皮二丁火ニ煆存性加氷片〇分為末擦即止疼

一方

○定風散

天南星湯泡七次为急用以温紙包煨　防風等分共研末毎服二錢温酒調服若牙関緊閉腰背反張服三錢童便調雖内瘀血至昏死心腹温熱者連進両服亦可保全

嵩治跌打撲傷破風及瘋狗蛇咬傷用漱

口水熱童便洗净隨用生南星末掺之出水為妙

○三百六

中風痰厥

陳石灰一二合多年者佳 研末水並一盞頓出澄清灌下痰下自甦[illegible]者

再灌無有不效

○三百七

葵根治癆飲

紫背天葵根同雄猪肚一具洗净 將葵根納入猪肚内線縫煮爛去葵

空心連湯食之連服三四个全愈 兼治五癆七傷咳嗽骨蒸

遺精盜汗

二六六

耳聾奇方

菖蒲 木通 全蝎 胭脂 各七分 射香一分 共為細末黄蠟半溶化

攪匀入藥末和為丸如棗核收内其氣以綿裹塞耳中两日一換

漸漸通聲

二六七

小兒疳積

明雄黃一兩 黃丹一兩 水浸濡淨曬干研末如三歲用藥末半分作三服

五歲分二服用雄雞肝一个銅刀切碎和丸五更蒸熟空心與食

切刺三次切間奇效

[illegible]

○一方 蜘蛛瘡

秦皮ヲ煎水洗之神效

○一方 牙痛方

粗碗一只以樹蒲底樟腦為面覆碗一只拄上墻泥封固慢火煨一夜次

早取出研末毎用一分擦痛牙上即止

○一方 鉛粉毒

生蘿蔔搗汁飲之即愈

○一方 [illegible]手發背

柴胡 炙甘草 角刺 土炒 土貝母 半夏 片甲 炒

知母等 加葱姜活血服

三〇七 口疳牙疳吹喉散

青黛二錢 雄黄一錢 姜蚕七分 全蝎七分 硼砂一錢 射香七厘 冰片一分 共研細末吹之立效

三〇八 小兒米瀉

白礬 黄丹 葱白 同搗爛敷臍上即止

三〇九 眉髮脫落

生半夏 薑 杵汁搽塗落髮處即生

○三百甲 蟹殼回生丹

生蟹殼 懸掛簷前陰乾新瓦焙脆研末磁罐收貯每用三錢将酒燉熱送下蓋被出汗即止痛消腫

○三百乙 刀斧傷

老松炭熬化入水煮又次去其毒再用将劉炭燒紅覆其碗悶熄二味等分均為極細末收用 上面止痛忌發物房事并治犬傷瘋癲

先用米泔水洗净然後上藥一日一換三日而愈神效無比

○三百丙 跌撲損骨

活蟹二三只擣爛 石蟹更妙 擣爛滾酒沖服儘量飲醉令臥過敷患處半日之間骨內緻々有聲即合矣

〇三七 打傷眼睛

赤石脂 當歸 研末用生猪肉一片搽上藥末貼之即愈

〇三八〇〇金瘡藥方

陳灰 武村中武 鄉中未炒 研碎和以韮菜汁捏成餅貼壁上待干取下後研末和入新石灰八分之二過細羅篩淨瓦罐收貯聽用

〇三九 黃腫病

鮮枸杞用甜酒益熱露一夜服一二次自消去子之時即枝根二分

二百六 ○截瘧法

旱蓮草 搥爛男左女右貼寸口以在銅錢空將草放於錢上外用絹包扎好良久起小泡謂之天灸即止矣 ○○用虎爪草照式治之更特

二百七 骨鯁喉間

白鳳仙花子研水一大鐘用竹筒灌入其骨即軟自然安痊其不可粘牙恐損牙 ○又方 威靈仙 黑沙糖 約量多寡用之 或加砂仁更特遲入 用黃酒煎稠服之即清

三百六八 多年爛脚

皮烟研末用桕子油調敷即愈

三六九 治癬神方

芦會一两 炙甘艸半两 研末 先以温漿水洗拭干敷之便瘥真奇方也

三百七十 傷風咳嗽

紫蘓三钱 陳皮半 東丁茶半 水糖五钱 姜三钱 水煎热服

三百七一 眼珠痛日輕夜重

夏枯草三钱 香附三钱 甘草一钱 共研细末每三钱 清茶下好即

一百六　刀傷悪瘡
烏梅肉燒存性為末敷傷效如神　敷悪瘡去腐肉腎肉死肌一夜之
長壽方也

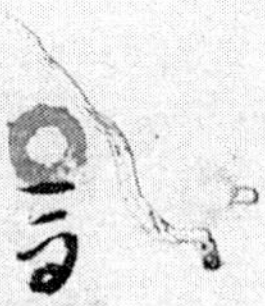

一百七　羊顛瘋
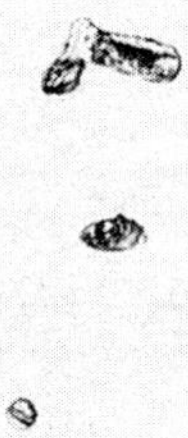
松蘿細葉焙燥研末　白淨明瓦研末　米粥為丸待發時每日清晨米湯送
匀
月
服年

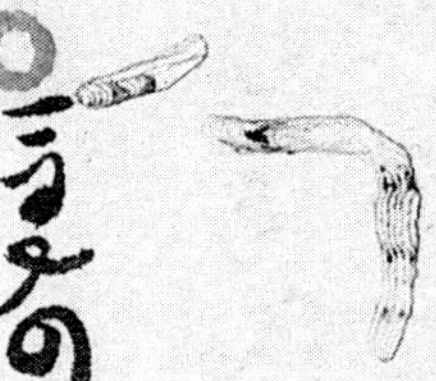

一百八　去猴子並贅瘤法
大天南星一丁研極細末　飛羅麪醋共調敷即去

○三百五

一切瘋氣

千年健三分 追地風三分 丹皮三分 陳皮四分

共入瓦罐煎一炷香取起晉三五日每日飲酒數杯而愈驗過

○三百六

小兒油丹

萊菔子取油搽之即愈

○三百七

湯火傷

寒水石 生大黄 共研細末 先泡破用茶油調搽 不破濃茶調之極妙

○又方、夜明砂五分 水粉等分 鷄蛋油調勻敷即愈

[illegible]

又方○玄朔飲 川黄連等 玄粉等 天秀等 陳皮等 山梔仁等 竹葉卅片 水煎服 此藥不使之處 可先服童便以護其心則免火毒内攻 隨取大黄末桐油敷可保去惡

但凡湯火之傷最忌浸入冷水并忌服之藥 為用童便及酒澆 振去熱毒再服左右之方萬無一失

○又方 蘿蔔汁和酒或將患者入浸酒内極重不死

又方○金當归切碎入真麻油内熬枯濾去渣收貯遇用之時以油塗之效驗如神

喘症神效方

麻黄一錢 蜜拌炒 桑白皮一錢 蜜炙 杏仁一錢 去尖搗碎 玉蘓子一錢 打碎 款冬花一錢 絹包

化橘紅一錢 白茯苓一錢 水煎服 但服此方一劑之後 氣必稍平 喘能

少息 輕者自然全愈 重者再加 黄芩一錢 酒炒 鮮枇杷葉一錢 刷淨毛蜜炙

再服三四劑無不萬全 初劑或加防風姜点炒

余於甲戌孟春偶患其症 坐臥不寧 日夜喘而不止 延醫妄效 及

至反劝服藥無一美 舉家惶惶 後請同宗之竹坡先生診視 而觀

其前服之方 拍案大罵 悞矣哉 悞矣哉 而詢之何悞也 曰 此乃肺

梗概自[illegible]者

受風邪是其病也何用蔘扶補劑豈非悞也歟援撥此方開首

則麻黃爲君人人皆曰麻黃乃大散肺氣萬茌亥今不宜用此

余見衆語嘵嘵之說吟許久自思理合其情豈無效驗此生死

大數決定主意並服一劑是夜平和而臥一覺及至鷄鳴次

晨其病頓失再服二三劑全愈矣而服清補肺氣滋陰之

藥完功經今廿餘載未覺復發故將此方細錄其書以濟世之

患者 方出醫宗秘讀

耳流膿水

菖蒲根用水洗淨搗汁先以棉花將腸洗淨然後將汁滴入數次即愈

一痔

洗痔方

花椒半 蔥白十莖 瓦松可 馬齒莧半 皮硝半 棓子半 槐花半

茄根五斤 將袋盛藥煎水每日燻洗數次即愈

一眼

塵砂迷目

用小刀刮下本人指甲細末點入眼內即刻現出驗過奇方

一足

爛腳丫

用松香研末裝入蔥管內以滾水泡取出研末又換蔥裝入泡如此又次

[illegible]

研末入氷片少許搽之即愈

三十七　治疝氣

小茴香　橘核　山査核　延胡　廣皮　廣木香　川楝　川楝子　等分

虚者加白芍茯苓　寒者加青皮

三十八　羊吊瘋

皂角子去黒皮取白仁焙燥研末毎服少　白湯下

三十九　截瘧五神丹

巴霜半 東　明礬半 西　官桂半 南　青黛半 北　硫黄半 中央　射香三　朱砂三

白芷分 附子分 雄黄分 共研細末拌準各包於五月五日午時修

合先將五味擺五方供於靜室之間用火燭不可供錯忌婦人雞犬

忌聞至午時取來修合預先取五家粽子搗爛候午時正入前藥共

搗為丸如桐子大外以雄黄為衣晒干收貯用時以棉花包藥一

丸於未來之先男左女右塞入鼻内則病去矣如一丸不效再用

一丸孕婦忌之

○三又人○

○生瘡方 一

大楓子卅斤 砂仁卅斤 檳榔二斤 雄雄 冰片分 輕粉半

[illegible]

秘杉百[illegible]膏方

共為細末再用雄猪油共研用绢篩色好瘡上擦之三日即愈屡

試屡驗神效之極

○三百七

生瘡服方

全当归三钱 净銀花五钱 生黄芪五钱 生甘草五分 泡水同煎當茶吃

○三百八

○治跌打損傷

白虎骨三钱 兒茶三钱 紅花三钱 杜仲三钱 白芍三钱 自然銅三钱 肉桂一钱

藕節五钱 射香三分 沒藥五钱 乳香五钱 碎補三钱 半兩錢四分 归尾三钱

土鱉一个 硃砂五钱 人參三七五钱 川芎三钱 川烏三钱 血竭五钱 東木香五钱

草烏一錢 共為細末 磁瓶收貯 不要走氣 每服三分 隨治送下

三百卅七 治蛇串

側柏葉二錢 炒黃 川柏一錢 大黃一錢 赤小豆一錢 輕粉一錢 蚯蟮屎一錢 要燕菜地上之屎

共為細末 用水調敷患處 即愈

三百卅八 治一切無名腫毒

鮮山藥五兩 全蝎十个 白糖一兩 松香一兩 土硃一兩

共搗爛貼患處 留頂 一日一夜即愈 如無鮮山藥 可用醬斑草代之

三百卅九 治脫骱

鮮蟹搗爛炸患處三日即愈

三百九弍

治單雙乳蛾及喉風

用独頭大蒜一枚加氷片少許共搗爛敷在大手指下一寸為生單蛾在左敷左手在右敷右手為生双蛾左右手敷之週日即愈

三百九三

治疔瘡單方

螳螂末和黑糖拌勻敷於疔瘡四圍可以連根拔出但螳螂可預先取來掛簷前陰干再用瓦炙研末收入磁瓶听用可耳

三百九四

治去管單方 名金銀去管丹

用金銀花子炙干研末收貯用時做成線撚捧入

三百九七

絞腸痧方 屢見医书云用者甚驗

用有繡鉄器一件將塩擦之再用滚水冲於塩擦鉄器之上下用碗接飲之永不再發

三百九八

疔瘡 三方

地鱉虫三枚葱管同搗爛炸之立效

又方 爛雞屎同桂元肉研爛塗之

又方 葱白蜜搗爛塗之

三百九九

癩癧

蛇床子一两 枯矾二钱 東丹三钱 樟腦三钱 共為細末用桕烛油調敷 備癩

甚加蜈蚣五条 去頭足研末加入

○三百八

癩氣膏

獨大蒜五十丁 麻油一斤 将蒜煎黑色去渣再下飛淨東丹一两 鉛粉一两

救民膏

○三百九

治龜頭受毒腐爛延及莖 名曰蠟燭瀉

用雄螃蟹臍内硬骨 瓦上焙至微黄 研為細末 每一分加冰片五厘 和勻 搽患

收貯勿使泄氣 退火性用之可也 外敷此藥 内服敗毒藥即愈

又方倘不遂外毒蝨者用千根药加入冰片少许研搽即愈試驗

四百

治胡臭漏臭腋臭

用田螺一个入巴豆一粒在内待化水搽腋下絕根

又方田螺内入巴豆射香胆凡待成水五更不住自搽待大便行是證不尽再行

四之

長生不老烏髮鬚童顏不怕風寒暑逐百病仙药治三十六風

菖蒲要水中生者法采際以似魚鱗者九斤以水及米泔浸一宿刮去皮

晒干研细以糯米粥和匀更入热蜜和丸梧子大稀葛布袋盛

置當風處令干每日一浥飲卅丸臨卧更服三十丸至一月消食滯

秘授□方

消食二月除積痰至五年骨髓充足顏色彩潤髮變少齒落復生 壹□之方

男女俱可服其藥以五德配五行久服不老不飢不寒 日記萬言世人竟將此品置之度外惜哉〻

〇又弐

好食茶葉面黃者

每日食榧子七個愈為度

〇又三

閃挫腰痛

西瓜皮陰干為末酒湯服三錢 仙方

〇又四

治反唇疔奇方

大癩蝦蟆一只用竹刀將前腿傍割開取肺一小片貼疔瘡上即愈 仍

〇又方

〇治坐板瘡神驗方

黃丹子飛 松香子如要嫩者佳老則有油難研 樟腦廿 冰片分 以上諸品共研細末用雄豬板油去皮同搗如泥搓如彈子 先用韮菜馬齒莧用酸米泔水煮熏洗去膿血用前藥塗之數次即愈

〇又方

〇水瀉痢疾方 驗過

羌活弓炒 蒼术弓用米泔浸一夜炒 杏仁七十二粒去皮尖去油為麵 草烏弓用麵裹煨熟炒 大黃弓炒

共為細末裝入磁瓶切忌泄氣遇有求治者問年付藥附后用引

空心服之二服即愈 忌生冷麵食葷腥煎炒一切發物

秘[illegible]方 [illegible]又

水瀉用濃姜湯下　白痢用濃姜湯下　赤痢用灯心湯姜湯下

赤白痢用淡姜湯下　周歲者服八厘　三四歲服一分　八九歲服一分半

十五六歲服二分　二三十歲服三分　四五十歲服二分半　年老人服一分半

◎ [illegible]

孕婦忌服

虎睛丸方

眞虎睛一付 烘燥研　犀角末一兩 鎚肩　生大黃一兩　遠志肉一兩 去心　梔子仁一兩

右藥共爲細末煉蜜爲丸如菉豆大每日空心服二十丸溫酒送下

◎ [illegible]

痴氣藥方

羌活二錢 海風藤二錢 独活二錢 防風二錢 茯苓三錢 陳皮二錢 帰身二錢 苡仁二錢

木瓜三錢 牛夕三錢 乳香二錢 没藥二錢 浙貝三錢 熟地二錢 上肉桂二錢 南星二錢

杏仁二錢 甘草二錢 杜仲二錢 稀薟二錢 茴二錢 虎骨两 川芎两 続断二錢

製半夏二錢 以上諸藥料準用将燒酒十斤浸七日逐日服去四肢瘋服完再

用燒酒浸七日服之甚藥走至踏踊服附先飲水汪一杯更驗

○第九 ○湯火傷秘方應驗

氷片分 龍骨二錢 五倍子二錢 明礬二錢 大黄二錢 鉄落煤二錢

共為細末菜油調敷三四次即愈最驗

必定之方

○呼

神效吹喉散 方出正宗

姜蠶 薄荷 青黛 朴硝 白礬 火硝 黄連 硼砂 各五錢 共研细末臘月初一日以雄猪胆七八九个倒出胆汁和药復入胆内以線扎口外用青紙帋包裹将地穿一孔濶深一尺二三寸以竹竿横掛空中再用板鋪蓋再以泥密密盖着實蓋好候至立春取出掛風處陰干除去胆皮青紙帋研细末每药一两加冰片三分 研極细收貯聽用

○咥

蜒蚰膏 治一切溼熱癰瘡

真麻油乙斤（槐柳各五十条 枝 蝦蟆全）長頭髮一升 即以三味油浸然煎枯焦

然再下細藥末（乳香 没藥）各半（壹兩 淨末）蟾酥半（酒化調下）或（蟾皮）可 先入油煎 更妙

愈多愈妙 煎成每油乙斤 下炒淨陀僧 可（或不用陀僧以飛淨血丹亦 收膏油乙斤下丹 可）

日十二

商陸膏 治一切暑熱癰腫瘡癤

商陸廿斤 銀花一斤 百草霜 四兩 可 桑枝 四 陀僧四斤 真麻油十斤

先將商陸洗淨竹刀切片 陰乾一日 去水氣 再以銀花同浸油內（春夏三日 秋冬七日）

再以桑枝百草霜四兩一同入鍋熬枯 以絲綿濾淨 再熬滴水

成珠 每油乙斤下淨陀僧 可 收膏 投水以退火氣

[illegible]

秘授[illegible]　三百二[illegible]

○日字三

壁虎膏　治痰核瘰癧流注及一切悪症極效

生地　大黄　連翹　花粉　当帰　川椒　射干　貝母　各半　白芨　蓖麻

乳香　没藥　各二半　海石　斗　佛金　廿張　射香　五分　真麻油　三斤

壁虎　四十九条　炒東丹　十二両　先將粗藥及壁虎熬枯　再下細藥熬成　每淨油　一斤　下丹　五両　收膏滴水不散　再下乳没佛金射香　細研

攪勻投水扯收貯

○日字四

八反膏　治一切癰疽瘡毒痞塊

甘草　五両　甘遂　三両　大戟　七両　白蘞　六両　木鱉子　五十個　蟈蚓　五十条

活甲魚一个 白莧菜一斤 洗淨 真麻油十斤 入鍋煎滾甲魚片時即下莧菜又片時即下甘草甘遂再下葱茴香木鱉子碎研 桃柳枝各一寸半用熬枯色濾去渣再入鍋熬至滴水成珠再下陀僧收膏淨油每斤下陀僧才四十二兩為止不可多下要老嫩合宜收貯

目毒

専治婦人患乳未藥神效 惟紅腫可用 色白者禁用

煅石膏可 退火氣 飛淨血丹三錢 共研細末收貯便用

目大

去星方

凡眼内起星久而不去用白蒺藜一錢 水一盃洗之 日三次 三日全愈

[illegible]

秘授[illegible]方 [illegible]三

〇 又方 用移星草即鵞兒不食草 右眼塞右鼻 右眼塞左鼻

〇 治瘧單方 係瘧皆治 此方必有細詳 忌食一切發物

半夏以明 川貝母 於端午日午時 炒黃色 共研細末 磁瓶收貯 每服[illegible]

用老姜汁調好糊飯上並丸 如末末之[illegible]前用開水送下即止

〇 治氣臌方

用大黑魚一尾 愈小者三斤 三斤以上更佳 去肚食 裝滿大蒜頭 縫好 火內煨熟

去蒜淡吃 或做三四次吃盡 其患自愈

〇 治五臌方 俱用河鍋煮爛 不可用鹽 淡食為驗

腰子痛者是腎臟也 猪腰子二三付切開不見腰膜入大蒜一大把裝入腰子内苧線扎好煮爛淡食之即愈

上腹內痛者是肺臟也用猪肺一二個洗淨裝入大蒜一大把苧線扎紧煮爛淡食之即愈

中腹內痛者食臟也用猪肚一二個清水洗淨裝入大蒜一大把苧線扎紧煮爛淡食之即愈

下腹內痛者水臟也用黑魚一二個重一二斤切開肚腸入大蒜一大把苧線扎紧煮爛淡食之即愈

○昇 治爆竹打傷方

取鮮栢枝搗爛和麻油調敷效

○世 治大氣卵方

用老絲瓜皮老薑皮共入鍋內炒冲生酒趁熱服出汗立愈

[illegible]

○目英　治五胆神方即五胆劳膛

绿丸石枸多可炒至白色为度入瓶内煅白色尤佳　右为细末煮枣肉为丸如樱桃大每服五丸

早午晚各一服用冷茶汤送下　忌醋生冷发物若有虫服之亦

吐虫效

○目萱　治哮油病方

用鸡子一个打一小孔装入蜒蚰二条重者三条　将纸糊蛋孔封固放饭锅上蒸熟

去蜒蚰食鸡子弍次愈

○又方　用海螵蛸去外皮用内白者一钱　为细末同洁白糖调白汤下　验过

〇目苟二 治風火虫牙齒痛方

花椒 細辛 白芷 防風 四味各五六文 用水煎濃含口内漱之 拔次即愈 屢試屢驗

〇又方 虚火齒痛方 生地 可 天门冬 半 煎服愈

〇目芍 小兒紅腫 外腎氣吹小便腫脹 令婦人以火筒吹小便即消

〇目芸 十種水臌腫滿喘促

商陸根赤者杵碎炒臍心 用帛縛之 病自小便出 試臌法 塩用炒熱色 放臍上 水臌塩化水

食臌塩紅色 血臌紫色

氣臌黑色 氣虚中滿本色不改

〇目芟 臌中遺尿方 用蟲窠中草燒為末 水調服

必之治方

○異　治痞塊

玉簪葉　獨蒜共搗　穿山甲為末和豬脂作餅　量痞大小作之兩炷炙為度　痞化從大便出　虛弱人不可用此方

○又方　大荸薺四斤　吉朱廿斤　海蜇一斤　皮硝四兩　燒酒三斤
浸七日　每早晚荸薺四个　加至十个止自消

又方　○腹中有塊痛如刀刺　用商陸根搗爛蒸熱以新布裹熨
痛處冷即換

又方　○治食粽成痞　白酒曲二丸　焙為末　清晨開水下或酒下

又方　○治痞湯　糖坊內糖漿湯服一二盞效

另方　治對口

新鮮皮柿州入鹽少許和津嚥搗爛敷患處已成留頭未成敷滿

另方

治對口奇方

夏間（秋）取茄子蒂掛簷口風干有患此者用大銅盤入杉木將炭燒烟盡隨時

茄蒂不拘多少放炭內燒烟令病人仰臥兩床相並中間空出銅盤位

置盤對瘡口任茄烟熏之良久瘡口自開即有一線紅絲血痕流下

不可移動恐其斷而不續須候紅絲流盡無好自斷則瘡毒已盡

用　生甘草　金銀花煎湯洗瘡口服補氣血藥收功屢用

秘授[illegible] [illegible]書[illegible]

屢驗。○又方 如根盤八九寸大用白茄蔕二十一枚 紅生何首烏

同濃煎服一二劑 猶可坐消 倘移上半寸則是落頭疽矣

○又方 治偏正對口及落頭疽 用茄子蔕 赤白何首烏各等分

濃煎服

○是

永除痔漏方

辛苦勞碌之人忽患腹痔臟毒 愈而後發 膿水常流 皆因乏力漸成

管漏 每日用質過頭底紙一張 晒燥 刮去空殼 陰陽瓦上煤黄 将酒

送下 連服十張 自然除根 此方雖貧家易辦 屢試屢驗。

最宜廣傳

日芒

疔瘡誤食猪肉走黄

急搗芭蕉汁服之甚效

又方　急救走黄　取白梅干去核　荔子肉等　加銀珠少許共搗

爛用唐雞矢拌匀敷之留頭此真屢試屢驗之方未走黄者亦治

日芒

小兒撑邊風

先用油菜煎湯洗之次用鱔魚血調銀硃砂敷之立效驗過

日苗

治走馬牙疳

[illegible]

人龍即四只 尾上焙干研细加青黛冰片各少許 共研细吹入即愈

又方 仙傳瘰癧方

核桃一斤 打切隔去肉 各入全蝎一只 仍合攏用绳扎紧 外用面包好 以炭火煅以青烟為度 取起闭熄存性 為细末 每服一个 臨睡以將酒送下 連服數个即消 極重者服廿个立效

又方 瘰癧丸

真西黄〔黄〕 當門子各三錢 真珠乳糸設為 參三七 生錦纹 天竺黄

真阿魏 瓜蝎 兒茶 藤黄〔陽湯煮七日夜 喂雞不死可用〕 各二錢 脆蛇一條

山羊血四錢 冰片三分 雄黄八分 共爲細末用藤黄化開爲丸如芡實

大如有乾難丸加煉蜜少許亦可 外用蠟殼封固用時送下 凡遇跌打損傷 積瘀作痛神效並婦人産後癲狂更妙

又

臁瘡裙邊瘡方 名紫玉膏 此方不可輕傳、屢驗

真芦甘石一兩 白蠟一兩 黄蠟一兩 川椒子 川連子 右藥先以三黄煎

水傾出煉芦甘石浸之煎煉四五次水盡爲度用菜油一大盃熬老

下二蠟再入芦甘石取起攪匀傾於盆內待冷捏成墨式臨用時

不可大化、或將銅盆置火上即以油紙鋪在盆上磨其藥不必磨難太

厚每張要貼七日再換其瘡務要忍痛洗淨方可貼藥

秘人楼言之　壹百三十

如瘡用防風荊芥煎水洗　如瘡用甘草水洗　患瘡淡猪肉湯
洗此膏過遍瘡久遠極興者不過三張夜臥小心不可夢遺犯之
照前法炮婦人候月事已過炮之為妙

百廿八

百病藿香丹　治瘟疫一切雜症俱合須要誠潔淨
上厚朴兩薑汁拌炒　如雞冠長厚朴即炒　白蔻仁兩　枳實兩炒之　廣皮去白兩　赤茯苓兩
製半夏用薑汁炒兩　藿葉兩　香薷兩　神曲炒兩　滑石漂兩
藿香葉兩　黃芩兩　澤瀉兩　枳殼麩炒兩　木瓜兩　生甘艸二兩
又廣木香兩　白檀香兩　二味另研細末為丸　取其外而白色　右藥為極細末　生姜一斤　紅棗一斤

代脉法各丸大人兼服下重病方

子午年 少陰君火司天 陽明燥金在泉 酌加 羌活錢 葛根錢

白芷錢 升麻錢

丑未年 太陰濕土司天 太陽寒水在泉 酌加 羌活錢 白芍錢

蒼朮漯錢 升麻錢

寅申年 少陽相火司天 厥陰風木在泉 酌加 柴胡錢 生地錢

川芎錢 黃芩錢

卯酉年 陽明燥金司天 少陰君火在泉 酌加 獨活錢 葛根錢

[illegible]

秘授□方　　三百六

白芷□分　升麻　方

辰戌年　太陽寒水司天　太陰濕土在泉　酌加　羌活分　白芷□分

蒼朮□分　升麻　方

巳亥年　厥陰風木司天　少陽相火在泉　酌加　柴胡分　防風分

生地分　川芎分　黃芩　方

以上各味論年酌加與前藥同研細末合劑爲丸　引　四時瘟疫姜湯送下

霍亂轉筋陰陽水下　感冒頭痛姜湯下　中暑新汲水下

一　痢疾腹痛溫湯下　飽脹嘔吐姜湯下　胃口不開溫湯水下

瘡疾義要說下 以上論症爲引

眼

治新起眼翳方驗過

用毛脚野芹洗淨放於掌心上搗爛如左眼起翳札於右手股肉上如生右眼札於左手股肉上半日之間即要揭下股肉上起小泡不可抓破其翳自退

又方 治眼內起暈 白人言一厘 細辛三分 当门子五厘 白芷三分 光明子三分 胡椒七粒 以上共研細末用棗肉為丸如梧桐子大 用大悲膏貼兩太陽穴 三日即將瘡愈效如神

眼

瘰癧方

秘□枳□方 □□三

枳殻廿丁 枳殻対剤去内 金匱廿丁 蜜搽大而扁者 去毛尾荷葉水洗 穿山甲九十 製法 明礬九十

右為為末用粽搗爛如菉豆大初服三丸空心滾湯送下毎日加二丸

加至十三丸為止

○の之

痔漏方 用象牙末 研極細 毎日早晨煮雞子三丁 蘸牙末

伺婁方 不服自愈極妙之方有益無損

○のの之

十日瘡方 俗名飯喜 用鮮紫藴草 樣数次即愈

○のの之

萬治疔瘡走黄

疔瘡發腫神昏謂之走黄此症將昏之際急服回疔散 子 白湯送下

少刻大痛〻則許求[illegible]水痛止活命回疔散用土蜂巢有子者月
蛇脫一条 泥裹火煅存性爲末研勻收貯

○又方

治呃逆不止方 用刀豆子炙灰存性開水送下辛效 以下方均出達生編

○又方

消痞方 荸薺四斤 苑頭海蜇三斤 另洗 用水砂鍋內同煮一日
冬天一夜單食荸薺自消

○又方

治水臌方
白扁豆花晒炙 兩 陳芭蕉扇炙 三斗 黃米飯 一兩 研爛與上二味拌和爲
拾五丸每服三丸開水送下吃完即愈 卅日忌食鹽宜以秋石代

一百七

消乳岩方

初起時吃大白元橄欖 名以元米 或東瓜或大橄欖每日吃四五次每次三四枚

或服嘴角碎榨汁間食渣泡湯飲以消為度未潰時服最好初潰時

服六物湯放開懷抱為妙

又方 用生蟹殼数十枚焙焦為末每服二錢陳酒下不可間斷 二方

並效隨便用之

一百八

經驗瘡痍方

此方得自都門初不深信後値敝處患者甚多依法治之效驗如神

……之願施藥二十餘年……不敢私秘刊刻以公於世願同心者多多刊

廣東福省做婦四經忽之

真川貝 去心研極細末 生半夏 六兩研極細末 五月五日午時合和銅鍋內微火炒至

嫩黃色冷定裝入磁瓶內毋令泄氣每服一分五釐用生姜汁二三匙和藥

隔水燉熱磨末臨時服下即愈重者再服一次立愈忌戒鐵物及茶

瓜藤桑芋菸等物 三月不要再發耳 金陵王河祥與敬刊附送此藥

專治對口神方

肥皂一斤要揀大的去子去筋加婦人梳下頭泥二錢生山藥三寸同和搗爛

[illegible]

數粒瘡ニ不論初起腐爛多數殊次即愈

〇日本
一筆消無名腫毒

藤黄 半 黄柏 分 青黛 分 共研細末用猪膽調搽患毒立消

〇日立
治天泡瘡方 並治肥瘡白蛇串 臨立

真麻油加舊生鉄ニ銹用手摩下鉄銹若稠少ゝ加龍骨二厘

入油内搽ニ瘡ニ自愈

〇日乞
治婦人血崩諸薬不效

蓮房炭 半 烏梅 [illegible] 共為末每服二半 茺蔚子 二半 煎湯調服五服

□□□□□□敬所宿直□

丁米 木炭 泥炭 料四斗 机六 村□五斗 雄英六

釘 桶 鋲 人

仕六

連良三服

[illegible]

以上将切三[illegible]共

防风一 金银花 十

肉桂

以上前药将用净布或用绸细滤去渣用明矾边痛

先放碗内再将汤药冲化早晚洗之不但洗眼或洗阴囊暑寒更何

以滚醋調和胆汁加蜜少以針一二三日即驗愈後不善瘡不流

又 疝氣單方

荔枝核煅灰存性研末每服二錢 陳酒送服其效立見

又 楊梅瘡單方

每日清晨用老柿又糯去子煎土茯苓湯吞之久服甚見功效

又 金瘡方

真降香為細末敷傷處立效

又 凡濕痘瘡以生瘡單方 不拘遠近皆治

用梅樹葉斤許煎湯再入白礬一塊洗浴一二次即愈浴時四圍將也

夢遺單方 [illegible]

不可減之也　眼見神效

○目人

○○碧雲散　即眼藥方並治腦漏頭痛

鵝不食草一兩　川芎一兩　青黛三分　共研細末凡病者或常治腦漏頭痛

大眼靈藥之極患者將藥開入鼻內每日三四次甚效

○目叉

○○瘰癧膏　凡瘤初起瘰癧之可已消除已成者瘰癧之可不再大

海藻　昆布　荒苑各一兩　用青炭灰水熬成膏再加入青苔

一飯碗再將　生南星一兩　生半夏一兩　五棓子一兩　共為細末

加風化灰一兩炒紅色　大黃末一兩　收為膏　瘰癧之百日為度癧

過百日初起者可消如不消盡再服消盡為度三成者服過百日可保不大妨再服

○又方

跌打損傷

一切跌打損傷遍身青腫瘀停作痛及墮仆內傷一服即愈用白木耳黑者二兩焙為細末每服五用麻油三匙幷好酒調服日服三次藥完全愈此方係那憲蒞浙須刻印承傳俾以惠民屢服多人百發百中

○又丸

小腸氣即大如卵子 大茴 小茴 橘核 荔枝核 四味炒焦

[illegible]

研細末將酒冲服多以即愈

○又方 癲狗咬方 刘寄奴半 酒水各一碗煎服立效如神

○又方 用生杏仁入口嚼爛敷咬處即愈 不入口嚼者不效

○又方 瘖發不起

凡瘖發不透氣喘欲死用芝麻五合以滾水泡之乘熱連莖頭即發識

起死回生之物法也

○又方 瘖痲藥酒

[illegible]松毛二两 川芎半 當归二錢 白芍等 黄芩等 生地二錢 香附二錢

豬皮二分 牛膝二分 以上各味用夏布袋裝之以紹酒二壺浸藥懸一柱香時溫熱每飯後溫酒隨量飲之外以燒酒浸槐葉搽之自然除愈

四十五

楊梅癬 其形如楊梅樣

用松樹皮燒灰麻油調搽數次愈

四十六

千金散 治小兒痰迷心竅驚風危在頃刻服即立效

全蝎三個 去頭足 蹄炒の 姜蚕三個 牛黃六分 冰片の 膽星三個 甘草三個

黃連の 天麻の 右為共為細末每服六厘金銀花湯送下立效

四十七

烏金散 治小兒口瘡舌上如樹皮狀不能吃乳

少 愛 退之 方 ……

小红枣七个（去核）内填入绿矾 湿帛包好 炭火内烧成炭 研末吹疮立愈

[illegible]

偏墜老鼠方

石楠树叶煎汤洗数次即愈 其叶比冬青略长 冬至即红

[illegible]

膈痛方

胡桃肉（两） 松子肉（两） 白砂糖（两） 一同打烂 好酒冲服 五服可以除根

[illegible]

癣疮方 不可轻易传人 此方最验

五倍子等分佳用秘方 硫黄三钱 枯矾三钱 白硝三钱 四味共研细末用

上药干研细末

滴猪调匀 [illegible]樹式先将癣割破搽上每日一二次七日去不全愈後

再如舊聽过

其乙

婦人禿髮方 川椒 可酒浸 每日搽之自長

其八

御上雞眼 硫黄 礦灰各等 猪調匀自出

又方 荸薺一个 蕎麦粉三钱 同搗 敷上一夜去根

其三

難產方

酒釀 蘇油 蜂蜜 童便 雞蛋白 各半盞 煎温即服 此方廣

信ニ有隠功也再遇臨産時将荷葉のカヿ在産婦面前益
之即時便得順生
又方験過多人取憲書ニ須付天下四字化於碗内滚水沖下飲
立其胎即下

○サンの

跌死回生八厘散

乳香三分 去油 没薬三分 去油 血竭三分 彡 半夏一分 当帰一分 酒浸 硼仁一分 雄黄一分 浄末

巴霜一分 去油浄净霜 木鼈子 炒一分 甜瓜子 土鼈虫 閉酒浸弊死 焙干研末三分 其鼈虫若

平附収収放于塩内閉住死蓋之鼈身変紅再用当帰蓋之焙干

治末受物以上共研細末收好每遇跌打損傷大人八厘小人三厘將酒送下即
愈此方海內傳來不可輕授匪人

〇又方

打傷小便不通者

將紫稍煎湯須在盆內洗小肚小便就撒在盆內打傷人病就先去大半

吳再論 當歸千 澤瀉千 猪苓千 木通千 車前千 葶力千

連翹千 赤苓千 赤芍千 桔梗千 陳皮七 麻仁千 柴胡八

杏仁千 空心煎服

又方 〇耳閉

此受良方

橘核[illegible]

細辛一 石菖蒲一 木通一 射各一匁

又方

治婦人乳癰痛不可忍

蒲公英連根搗汁一大盞和酒儘量飲取汗渣敷患處三日即愈

又方

神效瓜蔞散 治乳癰已成者化膿爲水未成者即消治乳方甚多惟此最妙

瓜蔞大者二个搗爛 甘草半 当归半已浸 去油乳香末半 去油没藥末半 各另研

煎二碗分二次服更以渣敷患處一切癰疽腫毒俱效

又方

內外乳吹方 懷胎患者爲內吹 食乳患者爲外吹

用梳蘢爲末如黄豆大黄丹爲衣臨卧每服二丸熱酒送下出

汗為度立效 梳霜照一时不思用平日篦頭霜相似之男女之梳篦

霜皆可用

治諸瘡惡肉不能出者 雄黄散

年

巴豆一个去壳研将雄黄二味共研如泥入乳汁没药少许再研细搽上

惡肉自出

鱼口便毒方 不論已發未發神效

生

槐花(炒)二两 金銀花二两 川山甲三钱(蛤粉炒) 五灵脂二钱 蝉蜕二钱 白芷 大黄

年 先用一半待滚再入一半七味用好酒煎服取汗立效

秘授[illegible]

◎其二 治脫肛方 久不愈者

蜘蛛一个 燒灰存性 研末 搽之即愈

◎其三 發背單方

取白鷄糞 搽患處 一日一換 幾次即愈 百發百中

◎其四 治遠年近日腸風下血並血痔騐過神效

當歸一錢 生地八分 地榆八分 丹皮七分 白芷五分 黃連三分 黃芩三分 黃柏三分

蒼朮三分 荊芥穗七分 甘艸三分 烏梅七个 淡竹葉七分 姜三片 水煎服

◎其五 内痔煎藥方

[illegible]十五

生独地一钱 当归一钱 赤芍一钱 黄柏一钱 枳壳一钱 甘草一钱 水煎服

○其六 外痔方

用鳝鱼血淋疏内以猪糠粉调搽即愈 又方用蜈蚣七八條浸油内將油搽之更好

○其七 通乳方

以山甲用陈壁土炒 研末每服一钱 酒送 又方以乌穗 蒲公英 王不留行

○其八 臁疮方

用白萝蔔捣烂敷疮二三次後用葱老捣烂做饼炆疮俟结靨而自落 即愈

○其九 久远臁疮方

[illegible]

大鱔魚切去頭尾搗爛其瘡先用磁鋒刺碎將鱔魚敷ヒ咬去疵血

腐肉以甘草煎湯洗之再用柿餅敷之即愈

○卅二

牛皮癬方

年久婦人木梳燒灰等 射香冰片各一 生猪油搗爛搽之一日一次七六

日愈全

○卅三

坐板瘡方

水銀一兩 輕粉一兩 淡地一兩 即陀僧 蛇床子炒一兩 槐花一兩炒 共為細末麻油

調搽 先用槐花煎水洗淨

又方 癖方 神效

硫黄三 輕粉三 人言三 皮硝三 四味為末用剪破灯心三莖一根蓋碗

上置旱米糠燒於燈烟尽業并灰其碗內藥即成銀採之甚妙

又方

玉户生瘡方 痒不可忍者

玉户生瘡瘡時作癢皆因慾事損其元疏凡水洗三四次 杏仁燒

灰油調搽

又方

小便閉

归身一两 川芎半 柴胡一錢 升麻一錢 水二碗煎八分服 老年人加

人參半立愈

〇廿三 喉食銅錢銅器神方 一服可愈

陳琉璃為末每二三錢雞子青調服非吐即連藥同下一周時必見其功

此物囫圇打下也

〇廿四 解吃砒霜方

用無名異半研極细末再用雞子青一个調勻灌下毒從小便下

〇廿五 吞針入腹神方

大蝦蟇一只取眼〃對涼水吞下其針從各刺眼從大便下

廿六 治不拘蛇狗咬神方

將荳豆葉口內嚼敷患處即愈

廿七 鎖喉瘋滴水不下者

番木鱉子 井水磨一丁飲下即愈

廿八 喉舂骨頭方

用千片石榴花搗汁將舂起挑放舌上含住候咳嗽一声其骨自出

廿九 更衣丸 治大便不通

蘆薈 七錢 硃砂 五錢 共為細末 以好 將水或米湯和丸滾水送服

多印章

○要 小児驚風方
梔子七个 以桃七粒 葱白頭七个 飛麪一撮 同搗爛 在舊青布上 作膏貼心 立愈

○世 ○鼻衄不止
小児胎髪燒灰 烏梅一个 火中煅过 同研細末 吹入即止

○苛 男婦脫肛
訶子 龍骨 赤石脂 三味共研末 搽肛上托入

○要 胞衣不下

半夏半 白歛半 全為末加姜三片後服下半

第廿六 口内瘡爛

烏梅二丁煅 冰片少許 共研細末吹之立愈

第廿七 異傳蛇咬方 不拘毒蛇咬至將死可救

蜈蚣一条 瓦上焙干為末 其陰陽熱服一錢 重者二服

第廿八 諸蟲入耳

雞冠血滴入耳内其蟲自出

第廿九 産後血暈

[illegible]

[illegible]

蕁麻可枕卧即甦

◎其年

吃茶葉黄者方

将棉花浸鉄打鏽一宿搬花自愈

◎其乙

流火症驗奇方　若是流火必发在脛節

生熟石膏各等　共為細末　桐油調敷即愈

◎其のゝ

手悪瘡頭

麻油手活起手　百草霜共搗末和匀敷之自愈

◎其の㐂

眼睛子跌出方

防風 荊芥 薄荷 羌活 杉木節 五味共盛盞神效

又方 女人生頭髮 驗效如神

桑樹 白芷 川芎各等分 零头即降子末 附子各等分 共用剉碎 用絹袋盛清

茶油浸三日取油日三搽其髮自生

又方 掌瘋方

山柰 甘松 當歸 紅花 各穀文 馬鞭草 老鸛草 將醋水各錢煎洗 听手自干隨愈

又方 腦漏方

江魚枕骨 煆末 射干 蒼耳子 細辛各等分 共研和勻入碗內付之

入鼻聞之

○生瘡

八将散 又名西蛮丹

蜈蚣 又条 烟 全蝎 又ケ 虫烟 蝉肚 十ケ 烟 山甲 又片 烟 當門子 廿ケ 梅冰 廿ケ 雄黄 三ケ

桔子 四ケ 烟 以上法用陰陽瓦烟燥研细末収貯用附随患大小將药涂

、膏药上服之未成者即消已成者大即化小出毒而愈出而後一切

無名腫毒用之立效

○生産

催生单方

路傍破舊草鞋一只洗淨燒灰後服之必得左出生男右生女两傍者児死

側者有驗

○[illegible] 難產單方
用鐅柄木燒末湯服

○[illegible] 乳上生癰
芝麻炒焦搗爛以灯盞内油脚調敷即散

○[illegible] 治瘧奇方 治三日瘧
用川山甲土炒 白直姜蚕炒等分細末 五更時每服半 酒調服

○[illegible] 女人吹乳
韮菜地中蚯蚓屎研細末米醋調敷干即换數次愈

○第十三 蠼螋不愈 用川山甲燒灰猪脂調搽

○第十四 漏腮方

取馬蘭根尖寸 又 每顆取一寸 加塩少許搗汁 少加水數滴 取汁入鼻竅數

次即愈 又方 鵞兒不食草入塩搗塞鼻内即愈

○第十五 呼膿長肉方

杏仁三錢 珍珠一錢 值岳下 白歛一錢 乳香 去油 一錢 黄連一錢 赤脂一錢 銅緑一錢

鉛粉一錢 枯礬一錢 生石膏一錢 枯礬九分 共研極細末

○第十六 ○○當治四日兩頭瘧疾神方

大熟地半 全當歸半 母丁香十只 揀西黨半 姜半夏半 梹榔半
枸杞子三半 廣陳皮半 烏梅七枚 常山半 春砂五丁 生姜三片
一劑立愈 服此藥者先前二日用炒萊菔子又支泡湯當茶飲二日
如即服此劑百發百愈

歌曰 熟地當歸參廣半 梹榔杞子母丁香
烏梅常山加姜棗 只消一劑瘧全消

洗坐板瘡神方

茵陳艸 伍 蘊葉 另 煎濃入脚盆內再加鹽滷半盃白礬半 先薰
隨洗三回次即愈

狗咬方 神驗

食常蹤主治臍此五字楷書患處即愈

○卅六 横弦魚口便毒方

遠志肉乎酒煎空心服渣敷患處即愈

○卅七 蛇串瘡神方

用生柿漆搽上一次即愈 ○又方鮮百合上白糖同搗敷上即愈

○又方藤黄磨雞子青搽上亦愈

○卅八 好茶葉生米壁泥方

用濕鷄屎焙干末　開水沖服即由大便出

◎第六　痔瘡方　用白鷄冠花煎湯服又用花研細冲湯服即愈服之可以除根　黃芪赤次之

◎第七　鴨蛋毒　用當歸兩石蓮子　蓮　酒煎服二劑即愈

◎第八　治眼内起星方　用木鱉子煮鷄子二个對灶门食之即好

◎第九　治魚骨刺喉方　驗過如神

急取金針菜不論生熟嚼爛吞之即化

◎第十　治瘰癧方

[illegible]

白朮　檳榔　防風　牽牛（半生半焙）　蓽茇　陀僧　郁李仁（去皮）　斑猫（去毛糯米炒）　各

等分為末面糊為丸如桐子大每服廿丸　空心甘草檳榔湯送

下至一月後腹中微痛於小便中取下瘰子如魚眼大已破者自

合　未破者自消

○[illegible]

四聖丹　治瘋狗毒蛇咬傷

提牙硝（一兩半）　明雄精（一兩）　淨水洗的　当门子（少許）　右藥四味務要道地

研細末磁瓶收貯勿使泄氣于五月五日午時配合更驗　天德月德

日亦可以藥点眼角内男左女右患處血水流出即愈

○又方

五毒散

專治瘋狗毒蛇傷人無救誤食毒草急用此藥點大眼角內男左女右患處血水流出其毒即消食毒者藥切到時即從大便瀉下其毒從便收即掘土坑埋庶免害他人也

真當門射香 淨水飛三錢 提牙硝三錢 雄精三錢 四味不可加減稱準分兩 以端午午時合製研細末研極細收好不可洩氣 以上二方已屢經應效不可輕視

○又方

寶花散 神方 專治七十二種痧症

北細辛 三錢 揀去梗葉 荊芥穗 四錢 廣鬱金 二錢 降香 三錢 明雄黃 一錢 研水飛 原麝香 三分

朴[illegible]

明雄黄一両 研水飛 共為細末水法為丸硃砂為衣端午日午時合

○[illegible]

普濟神效定驚丸

西黄三分 全蝎尾五分 珍珠三分 上號珀一錢 陳胆星二錢 犀角尖一錢

原麝香一分 天竺黄二錢 珍珠粉一錢 明天麻二錢 白附子二錢 明雄黄一錢

淨天虫二錢 炮姜炭一錢 枳実二錢 飛辰砂一錢 蝉衣一錢 水炙甘草八分

真金箔二帖半 為衣 薄荷葉一錢 鉤々二錢 煎湯代水

蝸牛売三個 蟾蜍一錢 呉于虫一錢 青蒿虫一錢 右件共為細末再用

荊芥三錢 防風三錢 并鉤々煎湯加白蜜為丸重三分金箔為衣

衣服疥癬瘡

妻之

立止鼻衂神方

炒(黒)淮牛夕 平 黒梔仁 平 旱蓮草 平 粉丹皮 平 四味同煎 對外味煎

墨汁一匙 白鴨血一小杯 沖爲服下立愈

其又

免出痘子方

天麻子廿粒 揀肥大 硃砂 一錢 射香 六七厘 以上三味先將射香硃砂研 研極細末收

入天麻子共研成膏 於五月五日午時擦小児頭頂 顖前心 背心 兩手心 兩脚心 兩臂灣 兩腿灣

兩脇 共十三處 俱要擦到 不可缺少 擦如錢大 切使藥有餘剩

擦過一次出痘數粒次年每(端午)擦一次出痘三粒再次年端午又擦一次不出痘　凡種天花時痘或遇疹瘄倘婦女穢汚觸犯靈時倒陷其人昏迷氣喘急用　檀香　荆芥　蒼术　紅棗　陳米、炉内燒熔炭根前葉併香燒烟薰之其痘即起其效如神真有起死回生之妙功難以盡述幸廣傳世

心痺痛方　即肝胃痛

取甘露花即芭蕉花上煆存性研末淡鹽湯調服初起者一二服即愈久遠者三五服即愈神效

又四 塩哮神效方

取甘蔗梗頂梢约五寸连结瓦上煅存性研细末拌生豆腐日食兩塊十日全愈

又五 黄胆方 並治失力黄

取黄瓜草又名弟子丁头草其味似黄瓜氣每服一子淺鹽煎服每日一服三日收換黑枣桂元煎服三日再用子雞男用雌雞女用雄雞將草塞滿雞肚内淡者食

即愈神效之至

又六 治去多年爛管

取三白草山薇呼大水草根洗去泥加塩少许搗爛敷管四圍膏掩住一週

時揭開其管瓶膏而出此草生在水溝之處其氣味異樣難
聞其夜葉青秋間葉白如上石灰水一樣眼見試過

○廿五

治喉痺

取羊地木根洗淨加人乳搗爛絞汁灌入口内傾刻吐出痰涎即愈
此係木本長有數寸如茶葉樹一樣秋紅結紅子其根汁苦

○廿六

治蛇咬傷

外敷加人乳擂搗

取龍舌草用手揉塗患處即愈　此草開藍花如蝴蝶樣

生方

一治蜂咬傷

取桑椹樹汁塗上即愈 將刀刮去樹皮其汁自出

又方

一治毒蛇咬傷

取烏毋艸葉頻擦傷处再取根搗爛用酒釀直服壅之即愈

最忌見夏布不可睡夏布帳内

又方

一治不論大小跌破刀傷

取蜈蚣草揉汁塗草敷患处即愈 此方出自軍營艸生口外

其名失傳此係土名本地生長塔工偶尔有之其艸四季長

秘授

毒見土即生根發者大凶預備之法取艸搗汁用棉花浸汁

三日次吃透日乾以藏臨用時將棉花烘備要之止識迹

○其乙

専治一應疔瘡

取紫背天葵子十餘粒入口嚼服或搗爛用涼水服即愈如患腦門

疔者服此藥再取湘羊屎一粒用新綿包裹男左女右塞入耳

内愈

○又方　患腦門疔生在兩太陽之處微腫腦内痛應用山羊屎

新綿包裹塞入鼻内即愈極妙之極此別無他法

妙方

専治瘧疾 不拘一日一發 三日兩發 四日兩頭

取摘落烏一握連根洗淨半水半酒煎一碗服下即愈 神效之至

其草葉與鳳仙花葉彷彿 多生子枝生肥地最多 處有開白

花 其細花過結子如連蓬 其汁如墨黑 又名旱蓮草 鐵名蓮蓬草

又治人咬傷 取草搗爛敷患處即愈 神效

妙方

専治眼内起星

取狗御影草 又名毛御墨翠 一科 入鹽少許 搗爛 男左女右 青銅錢一文

妙方

秘傳疔瘡方

◎其六

◎白龍丹験方　此方不可輕易傳人仙丹

松香一両　白臘半　去油没薬半　去油乳香一半　銅緑研半
黄臘一両　百草霜半　焼茅紫鍋煤　蓖麻油半
先將蓖麻油煎滾　下松香三下　白臘四下　黄臘五下　乳香六下
没薬又下銅緑八下　百草霜滾過數次　鍋内冷透　搓成條
手用時以桂元核大團軟捏扁　放患處　是瘡則粘　否則
不粘　如粘　貼時即可止痛　次日清腫可出黄水即愈　其效
如神　每丸價重四分　忌食葷腥生冷辛辣

白螺螄殼三錢燒灰研細水飛 白腊 煆石膏 寒水石水飛 各两

共研極細四味共拌入云居研甁內收貯 此方拔毒去腐生新

此書他方之物

光緒六年季春月書於棲溪有裕堂之南牕

此書乃友人家借抄稿云用過一次上有紅圈一个 二次

者即二寸均為庭驗其筆管大之紅圈查係是人驗
過之有但小紅圈乃是抄書
恐有錯誤對過之圈也